樂律

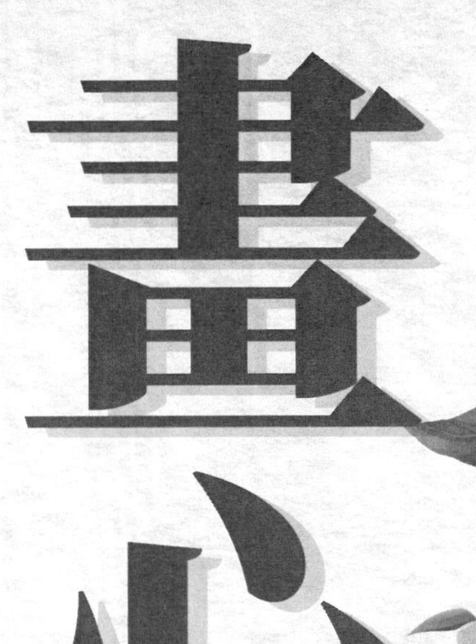

畫心

繪畫心理治療技術教學案例實錄

韋志中，余曉潔 著

CREATION IS THERAPY

九分割繪畫法|風景構成法|拼貼畫象徵隱喻|此時此地技術

透過創作表達意識，用藝術重建自我

創作即治療！
從表達性藝術來療癒深層自我——

心理投射、創作過程、藝術表達、意識訊息……
在繪畫過程中釋放深層情緒，繪畫心理治療的個案分享

目錄

自序

第一章　繪畫心理治療技術概述

第二章　心情畫

第三章　九宮格（九分割統合繪畫法）

第四章　風景構成法

第九章　時間繪畫療法

第十章　塗鴉

第十一章　心理二維條碼

第十二章　繪畫治療技術個案演示

第十三章　朋友與祝福

目錄

自序

實踐和實用的距離有多遠

親愛的朋友，謝謝您選擇閱讀這本還不成熟的拙著，說它不成熟的原因有以下幾點：

首先，這不是一本在理論上「嚴絲合縫」的繪畫藝術治療專題著作，而是本人的一次教學紀錄。

從 2004 年開始，本人就逐漸增加在個案諮商中採取繪畫藝術治療的方式，2006 年，本人又參加了吉沅洪教授的繪畫療法學習班，之後就更常在個案和團體中使用繪畫藝術療法。後來又多次應一些地方的邀請，到當地開展針對專業工作者的繪畫藝術治療技術培訓班。這本書就是根據 2015 年我在網路上舉辦的一個繪畫藝術治療技術培訓班的文字紀錄加工而成，所以稱其為「教學案例實錄」。

其次，這不是一本「面面俱到」的著作，而是作者根據自身能力和特點做的一次分享式的表達。

由於作者秉承「從實踐中來，到實踐中去」的成長路徑，所以，本書更側重於對一部分學習者的特點給出需求的滿足來表達。通俗一點來說，就是更側重於實踐和實用性。雖然是這樣，畢竟實踐者的難處在於，即便你做了十分，說的時候也只會有六、七分，那麼要寫下來，恐怕保留一半都很困難，這一點和由上而下的理論研究者恰恰相反。所以，對讀者來說，「知其一」是不太難的，畢竟大家可以看看我是怎麼做的，但在「知其二」和「知其三」的學習效果上，可能就會打一些折扣了。

正所謂「有所失，必有所得」。

正因為放棄了中規中矩的「科學正規化」和「面面俱到」，所以，一些有關繪畫藝術療法平時可能容易被忽略的亮點，也就有可能展現出來。比如，人如果沒有追求高貴的牽絆，一些人性中真善美的部分也就有機會呈現出來，所以閱讀這本書時，就可以了解人情和人性的另一面。再比如，因為沒有要樹立「專業權威」的壓力，作者經常會把自己「交出來」，也可以讓讀者看到技術背後的人恰到好處的展現。

儘管說這些有自吹自擂的嫌疑，但我還是希望讀者朋友們有機會用另一種視角來看待這本書，透過閱讀這本書，來遇見新的自己。

從起心動念到這本拙著問世，歷經好幾年的時間，甚至差一點「流產」。這中間要感謝很多人的努力和幫助，才使得這本書有機會和讀者見面。特別感謝合著者余曉潔，以及李丹、楊燕紅、衛麗等幾位朋友協助我整理書稿，還有出版社的大力支持，才有今天的順利出版。

就如前面我說的那樣，這不是一本盡善盡美的書，甚至還有很多缺憾，希望各位讀者閱讀之後不吝賜教，多提供寶貴意見，以求共同進步！

韋志中

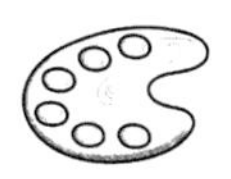

第一章　繪畫心理治療技術概述

第一節　什麼是繪畫心理治療技術

繪畫作為情感表達的工具，能夠反映出人們內在的、潛意識層面的訊息（心理意象），是將潛意識的內容視覺化的過程。生理心理學家發現，人的大腦右半球具有音樂、繪畫、綜合的集合空間鑑別能力。精神分裂症側化損害研究發現，精神分裂症患者大腦右半球功能亢盛，表現為情感活動異常，主要是負性情感的症狀，這說明右半球功能損害影響患者情緒機能。所以，同屬右半球控制的繪畫藝術活動，可以影響和治療患者的情緒機能障礙。

繪畫療法主要是以分析心理學中的心理投射為基礎。在分析心理學中，投射被認為是無意識主動表現自身的活動，是一種類似自由意志在意識中的反映。投射的產物不僅以藝術的形式存在，夢境、幻覺、妄想等也都屬於心理投射。人們對繪畫的防禦心理較低，不知不覺就會把內心深層的動機、情緒、焦慮、衝突、價值觀和願望等投射在繪畫作品中，有時也可以將早期記憶中被隱藏或被壓抑的內容更快地釋放出來，並且開始重建過去。

繪畫心理治療技術是表達性藝術治療的一種，是透過繪畫來表達人們內心的思緒、感受及經驗。其所表達的內容，可能來自意識層面，也可能來自潛意識層面。繪畫心理治療技術主要包括兩個部分：創作過程和藝術表達。

「創作過程」指給定一個主題，來訪者根據指導語畫出指定主題，即畫畫的過程。而「藝術表達」指引導來訪者對創作的畫進行分享：畫的是什麼？為什麼這麼畫？畫畫時的心情如何？這幅畫講述什麼故事或表達什麼意思？除了用語言表達，還可以藉助文字的方式，比如為這幅畫寫一個故事，或寫一首詩。

創作過程和藝術表達在繪畫心理治療技術中發揮同等重要的作用。創作的過程本身就是心理表達的過程，是內心心理空間的情緒和人格得到呈現的過程。因此，創作亦是治療，即使我們不需要懂得很多道理，但在創作藝術作品的過程中，也可以達到心理治療的效果。

一、兩種背景下的繪畫心理治療技術

很多人對繪畫藝術心理治療技術認知度尚不全面，以為繪畫心理治療等同於繪畫心理分析，因此經常會聽到有人這樣說：「我來畫幅畫，你來幫我分析一下。」

其實繪畫心理治療有兩個方向：一是心理分析背景下的繪畫心理治療；二是藝術表達背景下的繪畫心理治療。

心理分析背景下的繪畫心理治療，就是大多數人對繪畫技術的認知—分析一幅畫，從畫中解讀來訪者的心理特點和人格特質。這種繪畫心理治療，側重對繪畫的形式和內容進行分析，要求分析者有豐富的心理分析技術，能解讀不同文化下的符號意義，適合受過專業心理分析訓練的心理諮商師。

而藝術表達背景下的繪畫藝術治療，側重於分享與表達，即來訪者在諮商師的陪伴下，講述他所創作的藝術作品。這種繪畫心理治療，不需要知道什麼樣的形式和內容代表什麼樣的心理特點和人格特質，強調的是表達即過程，藝術即分享。

表面上看，上述兩者有所不同。前者是以諮商師為主導，而後者是以來訪者為主導，諮商師為陪伴；前者是分析為什麼、是什麼，而後者則側

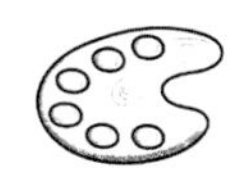

重於發生了什麼。但實際上，兩個背景下的繪畫心理治療並不違背，是一個技術的兩面。

所以，有人問我藝術表達背景下的表達分享是否包括分析？答案是肯定的。表達分享的過程一定會包含分析，只是這個分析過程不表現給來訪者看，也不會把分析的結果告訴來訪者。在來訪者表達分享的過程中，諮商師是帶著分析在思考的。例如一幅畫，色調全部都是黑色的，沒有任何其他的顏色，那麼諮商師就會對這幅畫進行相關的分析，但不會直接指出問題和假設，而是帶著好奇，去引導來訪者，做出進一步的分享和探索，並在表達分享中，用分析出的線索指導來訪者諮商的方向，這就是暗分析，講究看透不說透。

相對地，心理分析背景下的分析，也同樣包括表達和分享。同樣一個主題的呈現，不同文化背景下的來訪者，會有不同的解釋，比如龍，中、西方的符號意義就不一樣。在東方，龍是神話傳說中的神異動物，常用來象徵祥瑞，是中華民族最具代表性的傳統文化符號之一；而在西方，龍就常與邪惡畫上等號。即便是在同一種文化背景下，因為來訪者原生家庭、生長環境、教育經歷等的不同，同一個內容，對不同的人來說，意義也可能不一樣。比如畫樹的時候，很多人都在樹幹上畫洞，這個洞對有些來訪者來說，是過去經歷中受的傷，是傷疤。但對另外一些人來說，他們自幼學畫時就被教導要在樹上畫一些圈，表示年輪。所以，不能看到樹上的洞，就認為是傷疤或者其他，而是要聽來訪者的表達分享，聽聽在他那裡，這個洞到底是傷疤還是年輪。這就要求諮商師不能刻板地分析，要結合來訪者的實際情況整體歸納。

事實上，越是把繪畫心理治療技術運用良好的諮商師，越善於把兩個背景下的繪畫心理治療技術結合起來使用。在表達分享中分析，用分析的線索指導諮商的方向，從而促進來訪者分享得更深刻，表達得更淋漓盡致，達到情緒釋放、問題修復等諮商目標。

二、本書側重於藝術表達背景下的繪畫心理治療

不管是在運用繪畫心理治療技術做諮商時，還是在教授繪畫心理治療技術的課程中，都會遇到有人指著他的畫對我說：「我畫的這些都代表什麼意思呀？老師您幫我分析吧！」通常會這樣問的人，都可以做這樣的假設：這個人在作畫的時候，他是匆匆忙忙的、是作業式的，他覺得只要畫出來，老師便會告訴他是怎麼回事，所以在創作的過程中，他不會全情投入，感受也就不會深刻。有這樣的前提，即便告訴他關於畫的分析，也沒有任何意義，甚至有些時候，還可能有負面的影響。因此，我在帶領學生作畫時，無論是個人諮商還是團體諮商，我都會有這樣的前提告知：請重視創作過程，創作的過程即是治療的過程。創作過程本身就展現了情緒的釋放以及對心理空間的重新排列，甚至也是潛意識意識化的過程，也在隱喻和象徵的時候，實行了意義的轉換，這些都是在藝術作品創作過程中實現的。所以如果僅僅局限在對繪畫的心理分析，缺乏投入過程的表達和分享，就會變得狹隘，大大浪費藝術治療本身的意義。

我曾接診過一個恐懼症患者，諮商過程中，我並沒有直接與其談論那些認知層面的道理。每次他來諮商時，我便讓他作畫，畫他遇到的人、經歷過的事、去過的地方、有過的心情等。按照諮商方案和繪畫療法療程的設計，經過共 7 次諮商，來訪者的問題得到了解決。但他很不服氣，我就問為什麼，他說：「你每次都要我作畫，我畫完之後，你也不告訴我是什麼、為什麼。我曾聽說過『屋樹人測驗（House-Tree-Person，H-T-P）』，這種測驗是會分析什麼樣的內容代表什麼樣的心理，但你從來不分析，我到現在都不知道自己到底是怎麼回事。」我說：「如果我告訴你是怎麼回事，你就能好的話，那其實你可以不用來找我，每個人都是最了解自己的，你完全可以自己告訴自己是怎麼回事。事實上，即便你告訴了自己，你依然沒有好。可見，我們很多時候知道是什麼、為什麼，也不一定能解決。

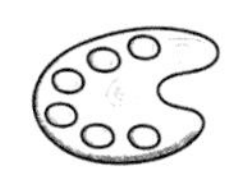

有很多是情緒的問題，是潛意識的問題。」

藝術治療的過程是滿足人們需要表達的過程，而不是給予道理的過程。告知道理，只會讓其心裡有譜，更有掌控感，僅此而已，最後有人會把這種心裡有譜的感覺，當作心理治療的效果。但並非如此，真正的治療效果是愛、是表達，我們和來訪者之間愛的關係，才是療效因子之一。還有就是來訪者的確表達了自己，把自己的需求進行呈現和轉換，進行有意義的昇華，這才是真正的療效。

我還做過一個對比實驗，就是讓來訪者們作畫，一些諮商師做心理分析，一些引導表達分享，結果接受分析的來訪者感受都不太好，其中有一位回饋說，他明明畫的是駱駝，卻被說成是馬，於是兩人就產生了分歧，讓他覺得諮商師能力不夠。所以在分析的過程裡，如果你缺少表達分享，如果你不夠專業，就會融入很多自身的主觀投射，這在心理諮商過程中是很可怕的。就好比一個人站在鏡子前說鏡子很髒，要去擦拭它，鏡子卻說：「老兄，我一開始是很乾淨的，就是因為有你站在這裡，才出現這幾個汙漬的。」聽聽鏡子怎麼說，這非常重要。

本書側重藝術表達還有一個很大的原因。現在介紹繪畫心理治療技術的書籍，大都以心理分析為背景，所以才會讓很多心理學工作者和愛好者誤以為繪畫心理治療技術只有這一個方向，未能全面了解和掌握這門特別有用的藝術治療方式，本書旨在填補這方面的空缺，讓繪畫心理治療技術得到更好的應用和傳播。

三、繪畫心理治療技術的特點

1. 水到渠成：動之以情，曉之以理

傳統的心理治療方法是曉之以理在前，動之以情在後，而繪畫心理療法卻是動之以情在前，曉之以理在後，使治療效果水到渠成。

我們身邊常常有人運用一種被我稱為「隔壁阿姨治療法」的方法來做心理諮商。舉一個例子，當一對新婚夫妻吵架後，妻子跑去隔壁找鄰居的阿姨訴苦，阿姨就說：「我知道你們發生什麼事，一定是小倆口吵架了對吧？吵架是常有的事情，我跟我老公當年結婚時也吵，磨合磨合就好了。女人嘛！總是會受點委屈的，趕快回家為他煮飯吧！你們過一段時間就會好了。」當隔壁的阿姨這樣說，就能帶給這個妻子安慰嗎？我想是不會的。

因為這個妻子沒有被接納，沒有被理解，也沒有被共情，所以這樣的治療方法是不會產生效果的。但往往有很多諮商師採用這種隔壁阿姨治療法，即在來訪者諮商的過程中，講很多道理，結果卻沒有造成任何效果。因為這是一個有關愛的問題，是一個關於被理解的問題，共情是一個關鍵因素。

如果這個妻子跑到另一個阿姨那裡，且恰好這個阿姨學過人本主義（人文主義）心理學，那麼此時這個阿姨就可以非常自如地融入共情的元素。聽了這個妻子訴說所有事情，阿姨可能會說：「是不是那個臭小子又欺負妳了？來，跟阿姨好好說說……。」等這個妻子哭訴完，跟她一起探討婚姻關係中的問題。結果兩人在一起說了半個多小時。這個妻子雖然仍有委屈，但還是決定回家為丈夫煮飯，也懂得了關係還得慢慢磨合。

這種情況下，阿姨並沒有說太多東西，那為什會造成效果呢？因為後面的這位阿姨給了她足夠的表達空間，阿姨的傾聽，讓這個妻子願意去表達，覺得自己是被接納的。前面的阿姨用的是曉之以理，而後面的阿姨用的是動之以情。前者著重在認知的層面上，後者則在表達的層面上著力，也就是我前面說到的，知道是什麼、為什麼，有時候並沒有意義，而表達了、分享了，反而有意想不到的療效，達到了水到渠成。

突破防禦，減少阻擋、抵抗

在生活中當有人遇到困境時，你不能直接告訴他：「你怎麼那麼笨？你怎麼那麼傻？你難道不知道你目前有多麼糟糕嗎？」這是沒有用的，而

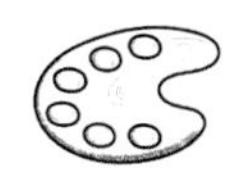

且你接下來會面對來訪者強烈的阻擋、抵抗。只有幫助他樹立自尊，讓他體驗到成功，他才不會再恐懼，而能走出困境。

在繪畫療法的過程中，繪畫本身就能有效地達到突破防禦。就好比當一位來訪者始終躲在自己的困境中不願意或者懼怕走出房間，我們拿一件衣服或背心，掛在門上，跟來訪者說：「我已經拿一件衣服放在你的門口了，我現在轉過身去，你把它穿上就可以出來了，我保證不會偷看的。」在這樣的引導下，來訪者便會輕輕地穿上那件衣服，然後慢慢走出來。因為這件衣服可以讓他感覺到安全感，覺得自己是受保護的。

這裡所說的「背心」或「衣服」，指的就是繪畫藝術創作。若諮商師直接問來訪者：「來，跟我說說發生什麼事了。」那麼他可能只會說一些表層的、道理性的東西。但如果諮商師要來訪者什麼也不說，只用一種顏色來表達當下的心情，用一種場景來表達想說的話，那麼來訪者就會根據當下最強烈的情緒作畫，此時他表達出來的東西，一定是更加真切、更貼近自我的內容，這裡面會包含許多象徵和隱喻。儘管這些象徵背後的具體意義，我們不是十分了解，但來訪者的內在情緒及狀態，仍然在這個過程中得到了表達。這便是繪畫治療容易突破防禦，減少阻擋、抵抗的功能展現。

不同的藝術治療媒介

不同的藝術治療媒介所表達的特點是不一樣的。藝術治療可以透過任何藝術作為媒介來實現，如音樂、詩歌、繪畫、雕刻、戲劇等。每種藝術媒介表現出來的功能也是有差別的，這裡我們比較音樂、詩歌與繪畫三者的不同之處。

(1)音樂

有一次，我接待一位來訪者，他剛坐下來就開始講述自己的故事，講到一半時，我便告訴他，不急著一直說故事，先來聽首歌。得到他的同意後，我開啟電腦，放了一首那英的〈一笑而過〉。當聽到歌曲的高潮時，來訪者泣不成聲，眼淚好像決了堤的河，哭了幾分鐘後，我們誰也沒有說話，他就這樣一邊哭、一邊聽著音樂。這首歌結束後，他再次開始向我講述發生在他身上的事情，但這時他的表達就不再是繞圈子或浮於表面了，而是更加真誠且直截了當。

這是使用了音樂的緣故，音樂的旋律可以直達人心靈中最敏感的地方、最需要表達的部分。音樂就像一根細細的線，可以撥動你的心弦，走進你心裡最柔軟的地方，深入進去，把你的情緒帶動出來，進行釋放。這也是為什麼很多內心情感豐富的人，都非常喜歡聽歌或者唱歌的緣故。

(2)詩歌

我在做團體輔導時，有一種心理技術叫「人生五味茶」，我用酸、辣、苦、甜、鹹 5 種味道泡了 5 杯茶，端給團體成員喝。當喝到酸茶時，有人會覺得這讓他想起了一段往事，與這種身體和心理的體驗很像的一段往事。於是，我請其寫一首詩，然後，他就會講述「酸」的那段經歷：酸啊！你真酸，可是，你讓我體會到酸後的那種甜……當 5 種味道都分享完之後，我再要求大家寫一首詩。在這個過程中，就會呈現出精彩的部分，其負面情緒在詩裡看不到了。

一般人一開始經歷的都是非常苦的，講到傷心之處還會嚎啕大哭，但是等到寫詩的時候，怎麼就變得非常積極了呢？酸是真的酸，苦是真的苦，可當酸辣苦甜都經歷之後，人生的味道才出來，所以要感謝這種味道，因為太美了，思想就會昇華。所以詩歌是最容易昇華的一種藝術形式，是在人們經歷的百般體驗之後的昇華，是對意義層面的建設、轉換。

(3)繪畫

繪畫是在平面中把一個人的心理空間呈現出來，比如 24 種繪畫治療技術中，有一種叫風景畫，也叫風景構成圖。在繪畫過程中，我會請成員

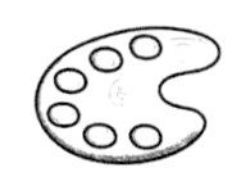

畫 11 項不同的內容，而這 11 項內容是不會提前告知的，成員只是根據我的引導來作畫，當 11 項內容全部畫完時，就會立體地呈現一個人的心理空間了。

比如，有的人在畫這 11 種東西時，由於沒有事先的規劃，畫一條河會占據紙張的一半，等到畫路時，發現已經沒有空間了。還有人當需要在畫中呈現河與路的關係時，就會發現自己沒有辦法建立這個關係，因為一開始就沒有從整體進行考量。還有的人 11 項內容全部畫完了，而他的紙張只用了一小部分。

由此，我們看到每個人的心理空間是不一樣的，繪畫可以全面地呈現一個人的心理空間，它是平面的，又是立體的。

與前兩種藝術形式比較，音樂似線一般，直指人的心靈世界，容易啟動情緒；詩歌是在經過一番表達之後，達到一種昇華；繪畫能全面呈現一個人的心理空間。

因此，藝術治療是以不同的藝術作為媒介，實現心理表達、心理教育和心理治療的一種技術。

第二章　心情畫

一、準備階段

1. 工具準備：兩張空白紙、一盒蠟筆。
2. 環境準備：安靜的環境，有足夠作畫的空間。
3. 心境準備：放鬆心情，開啟想像空間。
4. 時間準備：20 分鐘左右。

做好一切準備，等待諮商師的指引。

二、操作過程

個體「心情畫」技術演示

下面是我與助手作的心情畫，現在向大家展示操作過程。

引導語

用蠟筆和白紙把你現在的心情畫下來，然後再用一首詩來形容畫的內容。

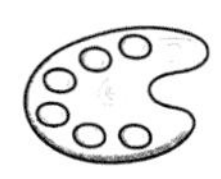

分享過程

分享 1：這是一幅助手所作的心情畫。

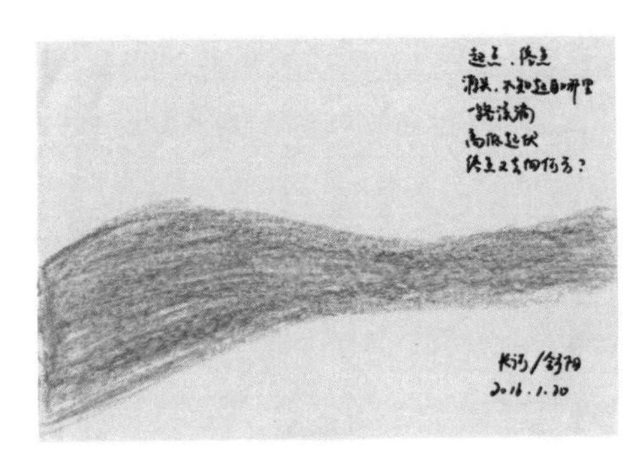

畫中文字

題目：〈起點，終點〉

內容：源頭，不知起自哪裡／一路流淌／高低起伏／終點又去向何方？

助手分享：「畫這幅畫時，是在毫無準備的情況下被老師叫來，我拿出畫筆和一張紙，而且在這之前，我們兩位助理正好因一些工作上的事情被老師批評過。雖然不算很糟糕，但是心裡有一股憂鬱的感覺。當在韋老師的指引下，要我們畫出此時的心情時，我本來想畫一個太陽，但又覺得好像不太符合此刻的心情，所以就畫了一條線。因為我比較喜愛紫色，所以當畫第一條線時，用的是紫色的畫筆，我還很喜歡藍色，隨後用藍色的畫筆來添置一些色彩，最後畫成了現在的這幅圖。我想用「河」來為這幅畫命名，當想到這個主題時，我又問自己，這個河的起點和終點又在哪裡呢？所以當時是帶著這樣的疑惑的。接下來，老師引導我為這幅畫作一首詩。我就在上面隨手寫下了這幾句話，將那刻的疑惑變成文字寫了下來，並用〈起點，終點〉來為我的畫取名。雖然就這麼短短的幾句話，但是也展現了我那時那刻的心情。」

如果在現實諮商中，我會繼續引導助手：「既然這條河不知道流向何方，那麼你可以想一下這個河流的方向，可能會是哪裡呢？會是一種什麼樣的情景？會經過什麼地方？」

雖然他在詩裡面表達的是河流不知去向何方，但也正因如此，說明會有更多的可能性，是一種沒有框架、沒有固定的狀態，一般的年輕人都會出現這樣的心境。因此，如果在現實的諮商中，我會請這位年輕的來訪者繼續表達他未來的可能性。

助手：「我想到它可能會流過一座高山，兩旁是樹林。」

這裡的高山和樹林有不同的象徵意義。如果在實際的諮商過程中，我就會繼續請來訪者畫出他想到的高山和樹林，這樣來訪者的當下心情就會發生一種流動，就會想起一些故事，他所畫的東西也會發生變化，一些關於情緒的自我，就會表達出來。

分享 2：韋老師的心情畫

下面是我個人作的一幅畫，與大家分享。

畫中文字

題目：〈心晴〉

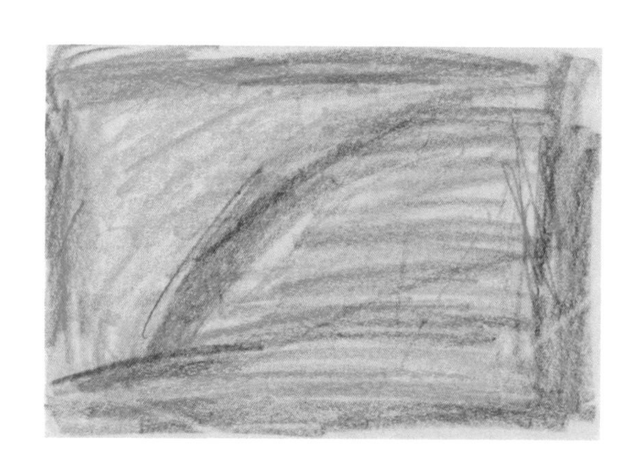

《心晴》

一张大大的网

不同的色

空隙有大小

远近不同

打开眼帘

向前

凌乱中有秩序

烦乱中有安静

这便是我的心声

志中 2016.1.20 广州

內容：一張大大的網／不同的色／空隙有大小／遠近不同／開啟眼簾／向前／凌亂中有秩序／慌亂中有安靜／這便是我的心聲

韋老師分享：

「我找到綠色的畫筆，在左上方首先作畫，隨手畫了幾處線條，當畫完線條後，發現有些不對勁，我又想畫圓圈，這樣在中間似乎出現了一種山峰的形狀。隨後，我換了一種與其顏色有些類似的色彩，添上了幾筆。畫完之後我又想：得有一個主色調。於是我開始尋找主色調，主要心情是什麼？我找到了黃顏色的畫筆，暖暖的感覺。當時是想：既然也畫不出什麼形狀了，那就把它全部塗上吧！塗著塗著突然發現一件滿有意思的事情，每一個空隙有大有小，於是寫詩時就有了更清晰的表達。」

「題目是在寫完詩詞之後再新增的，本來想寫心情，但當時抬頭看到了明媚的陽光，也恰恰適合那刻的心境，便取名〈心晴〉。」

在起初作畫時，我們是很隨性的，目的並不明確，我們的情緒到底是怎樣，自己並不清楚。但是隨著後面要加入一些詩詞、加入理性的認知，情緒就變得清晰了。

團體「心情畫」技術演示

引導語

請所有學員們閉上眼睛，然後深呼吸，連續三次，這時請把你此刻的心情用一種天氣來形容。當想到這是什麼天氣時，繼續想像在這樣的天氣下，會有哪些東西存在。它可能是一片湖、一片海，或者是一片草地、一座高山，或者還有更多的東西。

等你想好了之後，把這個畫面定格下來，就像拍照一樣。固定好之後，請你慢慢睜開眼睛，然後選擇你最想要用的色彩，把它畫在紙上，畫完之後再為你的畫取一個名字，寫上日期和你的名字（5 分鐘時間）。然後再為你的作品寫首簡單的詩，不需要太多道理，只是當時的情緒，對，你就是這樣想著的，也不知道是怎麼回事，這樣才是最真實的（5分鐘時間）。

分享過程

分享者1第一幅作品：

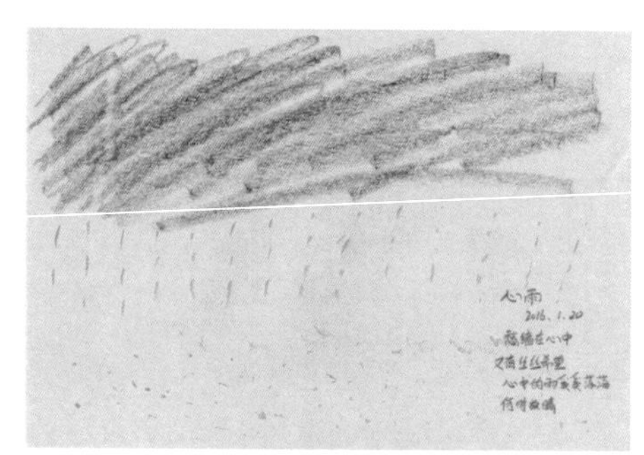

題目：〈心雨〉

內容：愁緒在心中／又有絲絲希望／心中的雨稀稀落落／何時放晴

分享者1：「大家好，我作畫時是有些哀愁的。近期的心情也是有些壓抑，這幾天一天比一天好一些，但就在剛才作畫時，情緒又變得反覆無常，也說不清楚到底是怎麼回事。心裡好像抱著一絲希望吧！現在的心情跟當時作畫的心情也是一樣的。我不知道怎麼走出這種困境。現在就是感覺腦子裡很亂，也不知道該說些什麼。」

韋老師：「妳現在的確有一種情緒叫做哀愁，妳的哀愁已經在畫中得到了展現。接下來妳可以再作一幅畫，畫的名字叫〈困境〉。選擇不同的色彩，以及不同的情境，嘗試把它畫下來，我們再繼續分享。」

韋老師分享：「在這樣作畫的過程中，就已經達到了一定的效果。首先是我們已經開啟了這位學員的心門。在這個心門裡，她的內心是下著小雨的。其次是她可以在這個當下，繼續做更多的表達。在分享的過程中，她也表達了有一種困境，沿著她的困境，也可以繼續請她作畫，我們不需要急著問她發生了什麼事，只需要請她繼續做表達，進而慢慢地了解真相。」

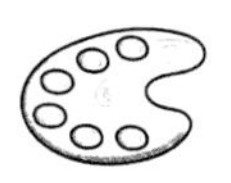

分享者 1 第二幅作品：

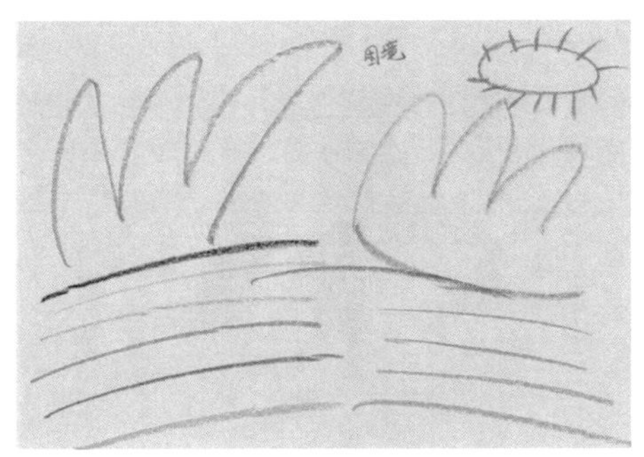
題目：〈困境〉

分享者 1：「大家好，在我畫第二幅畫的時候，心情出現了一些轉變。左邊的顏色中，還是有一些愁緒在裡面，但是右邊的這幅，裡面用了一些亮色，好像說明還是有一些希望的。下面的一些橫線，也是代表著通往希望的路。雖然用了一些深色，好像衝破自己還是有一些障礙的，但仍然抱有希望！」

韋老師分享：「值得高興的是，該來訪者的愁苦慢慢變成了一種希望。如果繼續為該成員做治療，我依然不會問她發生了什麼。我會請她畫〈希望〉，請她把畫的〈希望〉回過頭去與第一幅〈心雨〉，以及第二幅〈困境〉進行比較，隨著她作畫的次數增加，她的情緒也逐漸顯現出來，就會逐漸清晰地表達她的所想。」

在這樣一個過程中，我們都看見了，我們並不需要立即問別人發生了什麼，只需要尊重當下、尊重自己，把情緒表達出來。然後沿著這樣的脈絡去前進，就可以找到真相，尤其是實現了表達，且與來訪者建立良好的諮訪關係。當關係逐漸建立，來訪者的情緒也逐漸得到表達，且真相不斷浮現時，是多麼棒的一件事情啊！這也是繪畫治療的療效。

【韋老師手把手教學：畫中話】

心情畫，有時也稱為「心情話」，之所以可以用說話的「話」，也是有一定原因的。情緒是會說話的，一般情況下，我們會透過語言把它表達出來，但是在作畫的過程中，情緒在筆尖是自由呈現的，我們雖然沒有用語言表達，但最後還是會用詩詞語句來表達畫中的內容，最終在這個過程中，會使潛意識的情緒與邏輯思維中的認知達到一種結合，這樣兩者之間就可以實現統一。

前面我們用個體心情畫和團體心情畫為大家展示了這個技術的操作過程，從案例中可以看出，心情畫是畫者當下的心情表達，但它又不僅僅局限在當下，可以一直延伸，從此時此地，到此時它地，到它時此地，到它時它地，從而達到情緒的釋放，把無意識層面的東西，轉化到意識層面上來，達到有序心理空間，轉化認知的諮商效果，是非常好用的一種藝術治療方法。

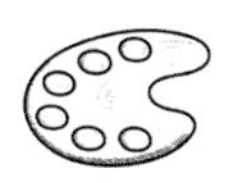

第三章　九宮格（九分割統合繪畫法）

一、什麼是九分割統合繪畫法？

九宮格又稱九分割統合繪畫法，是日本心理學家森谷寬之創造的一種藝術治療方法。其想法產生於 1983 年，森谷寬之對中井的「框格法」產生了濃厚的興趣，覺得透過畫格子能對描畫空間造成保護作用，且因描畫空間更具有層次性，能讓缺乏繪畫欲的人更容易下筆。森谷寬之又在一本介紹曼荼羅的書中受到啟發，特別是密教的金剛界曼荼羅是呈九分割的布局，因此自創了九分割統合繪畫法。

日本最早的繪畫流派並不是以藝術為主導，而應該是以心理分析為主導，因為當時榮格的沙遊療法（sandplay therapy，又稱沙盤療法）、榮格的心理分析傳到日本後很受歡迎。日本人口不多，但是沙遊會員有七、八千人之多，這些會員是做這方面專業工作的人，所以可以想像心理分析這個流派在日本的發展有多麼興盛。心理分析在日本的興盛，就意味著由心理分析演變而來的技術非常多，所以繪畫療法在日本盛行。而今天我們介紹的這個繪畫療法的技術，就是源於心理分析背景、源於文化、源於曼荼羅所延伸出來的技術。但本書介紹的技術顯然已經進行了融合，不再以心理分析為背景，理論比較少，加入更多的體驗、分享和表達。

二、九宮格繪畫技術的特點和功能

第一點：立體的呈現。

比如讓來訪者講述他的故事，可能會從點出發，然後從點到線，兩點一線，然後再從線到面，最後再從面到立體，沿著這條線我們可以看到一個整體的問題。因為中華文化具有整體觀，所以九宮格這個技術可以立體地把一個人的心理空間內的現狀呈現出來。

第二點：敘事性。

它是一格一格的，一個格子一幅畫，一幅畫就是一個故事，故事與故事之間又有重疊，這樣就建構了故事的連續性，這就使其具備敘事的功能。敘事的過程就符合表達與轉換，因為當你把故事講出來以後，一定不只是說事情，事情的背後有態度，態度背後有情感，所以在情緒、情感中可能實現一些。

第三點：它可以找到我們心裡的一些癥結。

因為它是一種立體的技術，所以也很容易找到一個人的癥結。中醫有一句話是「通則不痛，痛則不通」，意思是人的身體上是有一些像筋絡不通、淤積的地方，如果我們透過刮痧、按摩、針灸，疏通後就好了。當整體呈現時，我們可以看到區域性的一些結，這樣就能找到重點。

第四點：它可以用在不同的方向。

九宮格應用的範圍比較廣，比如可以做「我的父親、母親」主題，講述我心中的我和父母關係的故事。也可以做以「我的童年」為主題的九宮

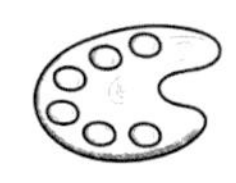

格，講述童年經歷和成長故事。「我的父親、母親」的方向，主要是關於對自己很重要的人，是展現我的客體關係的內容。而「我的童年」的方向則是關於自我。沿著這個思路，還可以用在更多方面，比如我在做教師的心理資本建設的團體時，就會做「我的教師職業生涯」主題，這樣教師們就會講述很多關於其職業的經歷、難忘的故事等。除此之外，還可以做「我的戀愛經歷」主題等。

第五點：它不僅適用於個體，也適用於團體。

無論是在一對一的個體心理諮商和輔導過程，還是在團體心理諮商的活動中，都可以引導對象成員進行九宮格的繪畫創作和表達，這兩種情況下，都能夠實現我們的諮商目標，並達到預期效果。

三、操作過程

工具：A4 紙、鉛筆、蠟筆或水彩筆、橡皮擦

操作過程：

在 A4 紙上畫框，再分成九個小方格；

如圖 1 所示，起始點在右下角的格子中，由此開始向上，逆時針的方向來到中心這個圓點，或者如圖 2 所示，從中心開始，順時針的方向，從 1 到 2、3、4、5、6、7、8、9，最後又回到右下角。除此，還可以從左上角開始，如圖 3 所示的順時針方向。不管哪一種，都說明一個現象，把九個格子看成一個空間的整體，本來是一個平面，由於順序上進行了一些調整，它就變成一個立體了，不管是從中間還是右下角開始轉圈，都符合曼荼羅的一些元素。

5	4	3
6	9	2
7	8	1

（圖 1）

5	6	7
4	1	8
3	2	9

（圖 2）

1	2	3
8	9	4
7	6	5

（圖 3）

在畫好的九個格子裡畫畫，可以自由命題，也可以指定內容，可根據當時的諮商情況或團體內容來定。自由命題的話，你可以在九宮格裡畫出

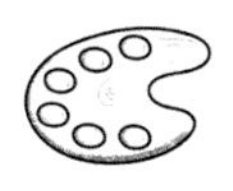

此時在頭腦中呈現出的九個畫面、九個人物、九個物體、九個地點，或綜合呈現你想呈現的九幅畫。也可以是諮商師或團體帶領者命題，如探討職業生涯的「我職業中最重要的九個場景」、整理成長經歷的「我成長中最重要的九件事」、關注人際的「我生命中最重要的九個人」等。九宮格技術對繪畫本身沒有要求，只要能表達畫者的意思即可。

四、操作過程的注意點

第一個注意點，九宮格四周的邊框一定要用筆畫上去，這樣才能形成一個整體的、隱蔽的心理空間。

第二個注意點，要畫滿這張紙，每個格子裡有足夠的空間填充。

第三個注意點，如果是團體輔導，最好帶領成員親自畫出九宮格，而不是為他們統一印好九宮格。

九宮格是一個人的心理空間，相當於一間房子，如果住的是他親自蓋的，他會很舒心，且更加安全。如果他不知道這個房子從哪裡來，以前誰住過，那他就會缺乏安全感，所以注重細節很重要。

九宮格這個技術分三個方面來進行，一個是知其然，一個是知其所以然，再就是知其所以然以然。知其一就是會操作，知其二是知道為什麼會這樣操作，知其三是這個技術是我自己親自製作的，這樣才是一個會運用心理學技術的高手。

大家在學一種技術操作時，需要多用心留意，學一種技術不難，難的是它背後有很多細節和很多原理需要弄懂，懂了之後還要有自己的理解，之後應用時，還要有靈活變換的能力。然後，再提高一個等級，你就不再是一個操作者，而可以成為這方面的專家，你可以自己去創造技術，像森谷寬之，這樣就可以成為真正的科學心理學工作者。

五、九宮格技術案例指導

本書以我曾經帶過的一個團體裡關於「我的父親、母親」這個主題為例，為大家展現九宮格技術的指導語和分享過程。

指導語

請大家把A4紙橫著放，並在這張紙上畫個方框，分為九個格子（如下頁圖所示），不能使用摺痕，九宮格畫完之後，在紙的頂端寫上「我的父親、母親」。寫完之後請輕輕地閉上眼睛，在你的頭頂會出現一行字 —— 我的父親、母親，出現這一行字後，緊跟著就會出現一個畫面，可能是爸爸，可能是媽媽，可能是兩人同時出現；也可能兩人都沒出現，出現的是一個情境，比如在田野裡、在家裡等等。反正不管出現什麼畫面，你都要像照相機一樣，把這些畫面照下來，然後睜開眼睛，把它用筆畫在第一個格子裡，或是從中間、從右下角開始。當第一個格子畫完後，不需要精益求精，只要把大概的意思畫出來就好了，留個線條都是可以的。然後，再閉上眼睛，有一行字 —— 我的父親、母親在頭頂上飄過，接著就會出現第二個畫面，然後睜開眼睛，把畫面塗在第二格。有些人會說自己畫得不夠好，不會畫，很多學員都有這樣的擔心。不要擔心你畫得不好，這裡不是美術學校，只需要真心表達，把你所想的塗出來就好了，如果不會畫人，你就畫個圓圈火柴人。九個格子都畫完後，你可以為你的九宮格上色、加工，美化它，直到你覺得滿意為止。

準備好後請大家開始畫。

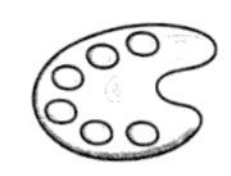

分享過程

分享者1小芳作品：

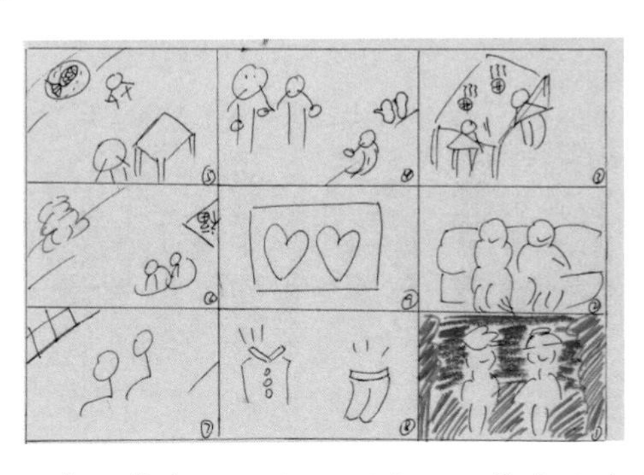

小芳的分享：我畫的「我的父親、母親」，基本上都是兩人在一起的畫面，他們已經過了金婚，非常相愛，所以畫面上都是成雙成對出現，其中有兩幅是用圖案來表示，沒有畫人。我畫的時候有一種想哭的感覺，但是我很快感覺到他們是喜悅的。接下來我把整體的九幅畫為大家介紹一下。我是從右下角開始畫的，第一張是我的父母站在夕陽裡，他們笑瞇瞇的，很開心。第二張是他們坐在沙發上看電視，他們喜歡文藝節目，這也是日常的娛樂生活。第三張是兩人在吃飯。第四張是目送我離開，因為他們在別的縣市住，我去看他們的時候，他們會捨不得我走，畫到這裡時，我會有點心酸，但是心裡還是滿滿的愛和感動。第五張是母親在做菜，母親非常會做菜，有廚師的水準，父親在旁邊幫忙，他們總是這樣互相攙扶，互相幫助，共同合作。第六張是我的父親、母親過新年時向奶奶磕頭，我的父母非常孝順，他們扶養了我的爺爺奶奶和外婆，為他們養老送終，以身作則，為我們樹立了很好的榜樣。第七張是他們坐在房間裡，子女都在外地，有的時候未免有點孤單。第八張是他們喜歡穿得很有精神，儀表得體，這是看到新衣服時的表現。第九張是一個總結，他們這一生相親相愛，是我心中的楷模，是我最親愛的家人。

韋老師評論：我們來看看小芳的分享，有幾個訊號需要注意，她的第一張圖是上好色的，其他八張還沒有上色，這就是一個訊號，這就是一個視窗，我們先不要去馬上了解這個訊號背後的意思是什麼，先把它像偵查案件一樣放在那個地方，就是說我有一個這樣的發現。第二個是語言方面，她先說的是我的父親、母親都是「成雙成對出現的」，我覺得這是語言方面和其他人不同的地方，比如有些人可以說很多東西，我們說初始效應（primacy effect）和新近效應（recency effect，近因效應、時近效應），你和一個人說話的時候，不要只聽他中間說了多少，他說那麼多，最後來一個「但是」，「但是」後面的話才是價值更大的。這也就是「聽話聽音」，看問題要看實質。所以一開始小芳和我們說了「成雙成對」，這又是一個訊號。

還有一個訊號，就是她說「我畫的時候有一種想哭的感覺，但是我很快感覺到他們是喜悅的」，請注意，應該說「想哭的感覺」有心酸、心疼，對父母這樣的情緒體驗，「但是」之後的話就是一種昇華，這又是一種訊號，也就是說，我們說出一些悲傷的、不好的情緒時，當我們說得差不多，或忍不住說的時候，我們就會加工一下，有時候把這個情緒昇華上去了，但是你要知道，我們說完了不好的情緒會有羞恥感，不知道別人是怎麼看自己的，所以當我們說完自己不好的一面時，有些人會失控哭泣。比如有人的親人離去或有事情發生，他說著說著就會哭泣，但突然之間你也沒有做什麼，他就會對大家說：「對不起，我不應該哭，我打擾大家了。」他為什麼要做這些解釋，一邊說一邊擦著眼淚，還有些不好意思和為難？這就是羞恥感，就是他覺得不應該，所以這是一個訊號，這樣的訊號也應該把它儲存下來。

如果我們要繼續和她分享，這些都是可以拿出來用的，不是一定要得出什麼結果，而是把這些訊號拿出來應用，比如我們可以這樣說：「很有意思哦！『我的父親、母親』裡面很多都是成雙成對出現的，不知道妳怎麼看這個現象呢？」她就會將有關的東西說出來了。「妳能跟我說一下妳當時想哭的感覺到底是什麼樣的感受？」於是，她不再是「但是」了，她一下子又進去了，只要你和她的關係不是很糟糕，就可以繼續進行，這些都是訊號。

我們從九宮格裡面提取出各種訊號，去和來訪者或團體成員探討更加

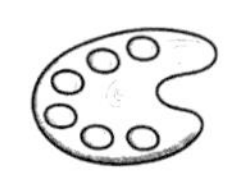

深入的內容，我們的諮商就不再流於表面，不僅僅是在探討意識層面的認知，而是繞過了意識的防禦，去嘗試觸及潛意識。每一個訊號都有機會深入進去，前提是我們和來訪者建立良好的關係，掌握這些訊號。所以我特別強調鼓勵來訪者和團體成員去表達和分享，他表達得越多、越真實，你得到的訊號就越多，就越能夠走進來訪者真實的內心，幫助他解決問題。

【韋老師手把手指導：分享的多種形式】

九宮格的分享有幾種形式，第一種分享形式就是前面例子中小芳分享的形式，一幅一幅分享，把九宮格中的九幅畫都分享完。

除此以外還可以有針對性地分享，如第二種分享形式：「小芳，這幾幅畫裡妳最想說的是哪幅？」請她選九個格子裡的第一視窗。

第三種分享形式：「你覺得最不想說的是哪一幅畫？」

第四種分享形式，是從諮商師的角度來看九宮格，面對來訪者的九宮格，整體看過去，諮商師印象最深刻的一幅畫。就像到了一個屋子裡，最先吸引你注意的東西，例如牆上的一幅畫，或地上的長頭髮等，然後諮商師就可以以這幅畫為視窗，和來訪者互動：「這幅畫滿有意思的，你可以和我說一說這幅畫嗎？」有時候團體的人數比較多，希望能盡量讓每一個成員都有表達的機會，但時間有限，就可以採用這種分享形式，或面對的來訪者比較被動時，這種分享方式也能比較快速地開啟來訪者的心門。

分享者 2 小包作品：

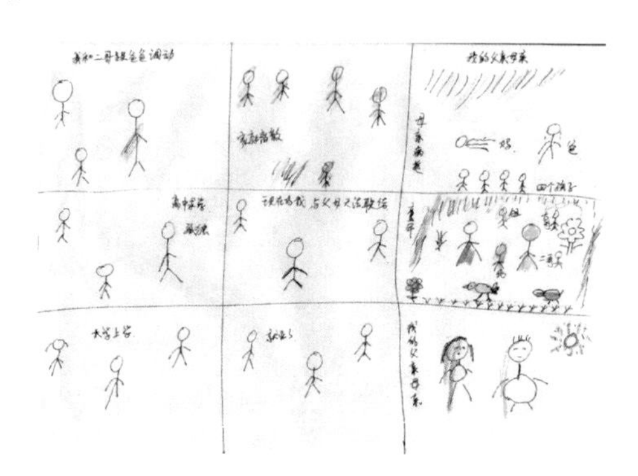

小包：我這幅畫是從右下角開始畫的，當韋老師要我們畫「我的父親、母親」時，我腦子裡想不出任何東西，很困難，但是第一幅畫我還是畫出來了，爸爸、媽媽在一起，想起他們很溫暖，我就畫了一個太陽。第二幅是童年的生活很幸福，家裡是一個院子，爸爸、媽媽在一起，還有兄弟姐妹，院子裡有花、雞、鴨、小狗。當我畫到第三幅畫的時候，母親去世那個場景我畫不下去了，我覺得那個時候一直颳著風，那個風很冷，所以塗成藍色的，現在心裡還是那種很冷的感覺，想起這些我就畫不下去。我哭了一次，但還是堅持畫完了，後面的畫就很蒼白無力，我覺得無法和爸爸、媽媽連結在一起，想不起他們的樣子。爸爸現在身體不太好，每次回去看他，心裡也沒有多少感覺，我現在最想的是怎麼和我爸爸、媽媽有所連結，讓自己的心溫暖起來，而且這段時間，我的生活中遇到了很大的挫折，婚姻不太順利。我覺得這段時間情緒也不好，就這樣堅持下來了，一邊學習，一邊上班，還想和孩子再多一些連結，生活中的困惑很多，我就先講到這裡吧！

韋老師互動：謝謝妳的真誠和信任，我聽到一個訊號，當妳的母親離開後，妳覺得無力，再往下畫的時候，妳就覺著蒼白無力了，繼續往下談到爸爸時，每一次看爸爸這樣老去，妳也心疼他，可是和他的情感就是沒有辦法連結起來，就是父女之間愛的河流好像沒有流淌，之後提到妳的婚姻和挑戰，還有與孩子之間的關係，其實是四段關係：和母親的關係，和父親的關係，和丈夫的關係，和孩子的關係，妳覺得這四段關係的共同點

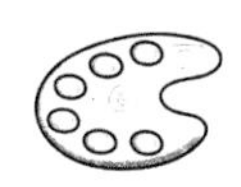

是什麼，能回答嗎？

小包：我覺得共同點就是能讓我的心溫暖起來，用愛來連結這些，但是現在我的心裡就是冰冷的感覺，因為去年七月分我離了婚，丈夫有外遇，現在的生活可以用落魄來形容。我一直都不想放棄，我想讓生活有所改善，我不該一直有這種感覺，我一步一步地走過來了，現在我覺得成長的過程不是很順利，有一種內心無力的感受。這種無力感一直困惑著我，每次想往前走時，內心會有焦慮，會有無助感，且覺得兄弟姐妹無法幫我，理解我的人很少，所以我就參加了各種課程，看各種書，我一直在堅持。謝謝你！韋老師，我現在真的很努力，我想命運就是靠自己掌握的，我只要突破我自己，生活就會有改善，一切都會改善的。我就說到這裡，請老師指點吧！

韋老師互動：小包，其實和妳談下去是滿有價值的，因為我們越來越談到一個核心的點，在妳所有的關係裡，應該說都是一個「冷」字，第一幅畫中說「可能他們曾經也擁有過溫暖吧！然後畫了一個太陽」，其實這一句話已經說明了所有事情，母親的離開讓妳感到世界的冰冷，妳和爸爸之間沒有愛的連結，丈夫出軌後自己一系列的感受，還有和孩子的關係。是的，妳一直在努力，現在問題是如何體會到溫暖，這個溫暖是我們在幼年時父母親愛的能力，但是今天我們已經不能再請他們給了，我們不能把責任歸咎於過去。後來我們找到了丈夫，沒有和他形成真正的溫暖，反而更加冷了，甚至受傷了，所以要讓自己的心去融化那塊冰是主要的方向。可是呢！這裡面又有矛盾了，因為我們的心不是天生就冷的，我們是在關係中冷卻的，所以在無意識中也有一個法則，也有一個願望，從哪裡跌倒要從哪裡站起來，我們還是想要回到關係中去，兄弟姐妹也無法理解自己，所以只能靠自己，去參加各種課程和培訓班，我覺得這裡面就有一個「雞生蛋，蛋生雞」的問題，怎樣把關係一點一點地溫暖起來，這是很重要的。

關於小包的案例，就先說到這裡，建議去找一位妳信任的男性諮商師，他的性格比較包容，比較溫暖，而不是我這種性格，我是比較犀利，比較勇敢的，不夠包容。妳要找一個身材比較魁梧，面相比較和善，知識比較淵博，妳比較認同的人，找一個這樣的諮商師，向他做一段時間的心理諮商，我覺得會有所改善。這是一種方式。當然若有可能，妳可以參加一個長期的團體，比如我開展的團體心理諮商，人進入一個群體後，就會感受到與他人之間建立的愛，這期間就會獲得一些能量，這是第二種方式 —— 在群體中得到愛。第三，繼續進行個人成長。第四，把妳的生活經營好。這是我的建議，妳的話題先說到這裡，祝福妳，小包。

在小包的例子中，有一個在運用九宮格時經常遇到的問題，就是有時來訪者畫不完九個格子，那該怎麼辦呢？一般來說，我們會讓來訪者盡量完成九幅畫，九宮格借用了曼荼羅的原理，九幅畫就是一個整體，能完整展示我們的心理空間，所以在指導來訪者九宮格的繪畫時，都要求盡量畫完。但當來訪者的確因為某些原因畫不下去時，我們也要尊重來訪者，接納這種情況的存在，在這個時候，我一般會這樣說：「如果你畫不下去，不能完全畫完，你可以跟著自己的感覺走，跟著自己的心走，接納自己，畫多少就是多少。」這個訊號就是對來訪者的接納，有時講完這番話後，來訪者反而會把未完成的畫繼續下去，因為他感覺到尊重和接納，這些都是能量，能滋養到他。但有時的確怎麼都完成不了，我就很真誠地接納這樣的情況，因為這又是另一種訊號，甚至是很重要的訊號，如果能在後面的分享互動中，把這個訊號深入分析下去，可能有意想不到的效果。

在小包畫的整個九宮格裡面，我們之前講到九宮格的特點和優勢，其中有一個可以讓我們看到她的癥結點。依據這個，一眼就可以看出她「母親離開」這個點，就好像進入一間房子，突然發現屋頂上破了一個洞。你看到了這個問題，是不是馬上就要說呢？不一定，看到這個「洞」之後，不一定非要說出來，可以說別的，比如牆上掛了這一幅畫，外面又掛了另一幅畫等。可以說「很有意思哦！妳家裡掛了好幾幅這個風格的畫」。我沒有說房子上的那個洞—她媽媽離開的創傷，而是去說這幾個相同的現

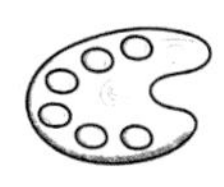

象，「妳和媽媽的冷，和爸爸的冷，和丈夫的冷，還有和孩子的冷」。我找到一個共同點，大家來思考，為什麼我不直接說她母親離開的那個創傷，而是要說這個共同點呢？其實我都不一定回答得了這個問題。有時諮商師就把自己交給當下，交給和來訪者的互動。

小包的故事讓我們看到了太多太多的訊號，有時候做諮商時，你會害怕來訪者畫出來的畫沒有訊號，也害怕自己看不到訊號，又害怕看不到有價值的訊號。但還有一種最害怕的情況，就是來訪者給的訊號太多了，就像美國攻打伊朗，該如何攻擊伊朗的電腦系統？不是破壞電腦，而是把製造的電腦病毒放到伊朗電腦系統裡，讓其在裡面不斷繁殖，直到系統癱瘓。當訊息比較多時，我們該怎麼選擇呢？我選擇談四段關係的共同點，是因為小包自身的冷、她的無力，最後又回到她自己身上來了，如果我是她的諮商師，去幫助她建構一個溫暖的內心，融化她心裡的冰霜才是最主要的，而不是去處理那些已經長了老繭的創傷，這就是諮商的點，再加上一些人文的視角，就會不一樣了。

分享者 3 小旦作品：

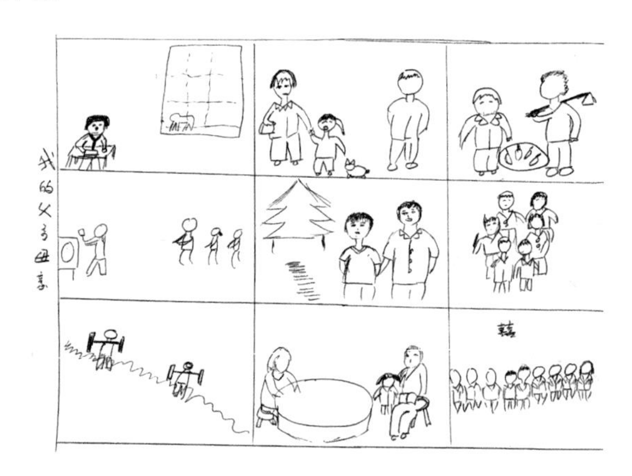

韋老師互動：小旦，請妳說一下妳畫的九個格子裡最想說的一幅。

小旦：大家好，我畫的最中間的一幅是 2009 年和父母一起旅遊拍的一幅圖片，當想到「我的父親、母親」，腦海裡跳出來的就是這張圖。從我有印象以來，父母都是在一起的，他們的負擔很重，右下角有很多人在一起的圖片，是弟弟結婚時拍的全家福，兄弟姐妹有三個都已經找到配偶，畫面當中還有我的孩子，是一個和睦的家庭。

韋老師互動：小旦，妳可不可以用一個諮商師的視角，來分析妳的畫。

小旦：可以。我覺得她小的時候，她的父母比較操心，比較勞累⋯⋯我覺得自己還不太會操作分析，父母陪伴我的成長，在這個過程中有酸甜苦辣，但最後的結果還是滿好的，然後看到自己畫的畫，在這個過程中，想到我小時候的一些經歷，真的覺得有辛酸，有喜悅，特別是看到下面這一幅畫，大家很開心，彷彿又回到了 2012 年的那一天，那一天非常高興。

這裡需要強調的是：分享很重要。對繪畫心理治療這種技術來說，製作過程是非常非常重要的，占 50%的效果，而分享就是另外 50%的效果。對一個心理諮商師來說，不僅僅要懂繪畫製作的過程，更要善於引導畫者的分享，這兩者的結合非常重要。相聲或戲曲裡，有一個說法，是人保

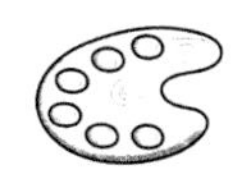

「活」，還是「活」保人？「活」是技術，相聲裡的「活」就是笑料，「活」好就能保住這個演員，心理技術也是一樣的。我是以研究技術為方向的，所以比較注重技術，當個人的能力不夠時，要靠技術去「保」，如果我是一個相聲演員，今天我準備了一個很好的笑話，可能我的口才和綜合能力不是很強，但這個笑話很好笑，只要我講出來，大家就都笑了。我不是一個最好的團體諮商師，但是我的技術很強，像心理刮痧、生命中的貴人等，都是很好的技術。九宮格也是一個很好的技術，它可以「保」你的諮商有效果。但是反過來，我們也想成為「人保活」，就是技術不是很好，但我這個人能力很強，我本身就是最好的技術，因為我可以輕鬆駕馭，那就是永遠的技術了，那就是我們說的「技藝」，以後我也會有專門講技術與藝術的書。

身為一個帶領團體的老師，在小旦的分享裡，第一個視窗你看到了什麼？我的第一視窗看到的是人，因為畫上都是人，然後最先分享的是最中間的圖，最中間其實就是昇華的部分，是最核心的，很多人都會選中間那幅畫作為最想分享的。就好像一個人一進電梯，他先選站哪裡是一樣的。這裡有很多的分享方法，剛才為大家做了一個演示，以小旦為例，你如果是諮商師，你來看這個小旦，你可以無限地創造，就像變戲法一樣，她雖然不是諮商師，但身為一個專業人士來看這個問題，就像給小旦的任務，只要她願意說，說得多，就會得到很多訊息，不要急，就像揉麵一樣，慢慢來，有時候我會說：「請妳說說妳爸爸的三個關鍵詞是什麼？」慢慢引導就可以了。

分享者4小橙作品：

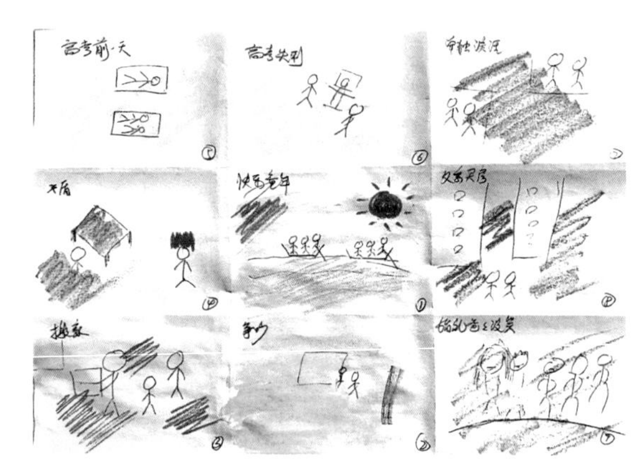

小橙：我的第一幅畫是快樂的童年，場景是我的爸爸、媽媽和另外一家朋友在公園裡划船，兩個爸爸年輕有活力，用槳把湖裡的魚都打起來了，印象特別深刻，很快樂，所以塗成粉紅色，並且畫了一個太陽。第二幅圖畫的是爸爸、媽媽平時還會偶爾爭吵，最嚴重的一次，是文弱的媽媽拿起一把刀去砍門，爸爸卻在臥室睡覺，至於爭吵的原因，我已經忘記了，就記得這個場景。第三幅是我高中時，一次搬家，我們抱著被子搬到新居去。第四幅是我上高二，每週回家一次，在我沒有回家的時候，爸爸、媽媽產生了一個非常大的衝突，爸爸站在門口，頭上冒著紅色的火，媽媽在房間裡吐著藍色的火，比較陰鬱，這是我想像的場景，沒有親身經歷。第五幅是在考大學前一天，媽媽非常關心我，他們去訂了一個旅館，一起陪考，我非常緊張，然後就失眠了，最後我想考試應該是我自己擔當的事情，然後慢慢地就睡著了。第六幅圖是我的第一次大考失利，查分的情景，我非常緊張，所以用橙色來表示。第七幅是大考結束後爸爸、媽媽分別和我談了話，告訴我他們的矛盾，我覺得很憂鬱，同時心理感受到自己應該成長了。第八幅圖畫的是幾棟紫色房子，我父親在我現在工作的地點買了房子，當時我非常不適應，因為和他們談完話後，我以為他們的感情會破裂、會離婚，以後就剩下我一個人了，慶幸的是他們至今還沒有離婚。第九幅圖，去年十月分我舉辦了婚禮，我們兩個家庭合影，但是我的

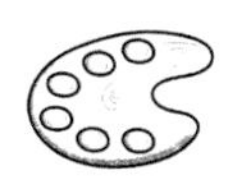

爸爸和我先生的爸爸都沒有笑，讓我留下非常深刻的印象。

韋老師互動：妳可以和我們談談妳對婚姻的理解嗎？如何看待妳父母的婚姻？他們帶給妳怎樣的教育和影響？

小橙：我一直比較迴避這個問題，不知道怎麼談，也不太想談，不好意思，韋老師。

韋老師互動：好的，謝謝妳，小橙。大家可以看到，在小橙的整個畫裡，有紅色的火，有刀，有藍色的陰雨，有自己的壓力，有不同的矛盾等，充分說明她是一個 1980 或 1990 年代的孩子，他們和 1960 ～ 1970 年代出生的人有所不同，比如看待人生，看待婚姻家庭，看待事情的價值觀，所以我的第一個問題是跳出來，試圖從她的角度出發，了解她怎麼看待婚姻。然後再從她爸爸、媽媽的視角去看待，再從我們的視角去看待，所以得出一個我要和她討論的主題，就是「請妳說說婚姻，說說妳爸爸、媽媽的婚姻」，她覺得還沒到時候，其實小橙已經準備好在未來做這樣的事情，我相信總會透過自己經營婚姻的過程，對人生中最重要的親密關係 —— 愛情 —— 進行一個攻克，好，祝福妳！小橙，我相信只要努力，一定可以讓自己愛情的旅行更美好、更快樂、更開心！當然我們所說的美好、快樂、開心不只是甜的，它一定是酸辣苦甜鹹的味道都有，這才會有意思。如果都是苦的，是不成功的；如果都是甜的，也是不成功的；如果只是傻傻的，也就根本無法真正體會愛情的深度和意義。

分享總結：九宮格有很多特點和好處，它可以是一個人心理空間的立體展現；它可以有不同方向的應用；它可以結合故事，讓我們在敘事的過程中實現心理的療癒；它可以發現我們的一些痛點；它可以在團體中使用，也可以在個體中使用。我們看到了小芳和小包的畫，每一個分享的過程中，我們發現一些分享的巧妙，比如可以照順序分享，可以去找視窗分享，可以問他：「你最想分享哪一張？」「你最不想說哪一張？」也可以以諮商師的角度來分析看待這件事情。我們可以看到屋頂上的「漏洞」但不用去說；我們可以說共同點到底有哪些現象、哪些規律；我們可以在一個

不同的文化背景下，比如原住民族對待婚姻、人生、家庭的價值觀。我們也看到不同的年齡，比如小橙，她身為一個年輕人，開始自己不同的人生。這裡就有跨文化、跨群體、跨年代的現象，非常有意思。有的是要關注個人層面；有的是關係層面；有的是在過去的層面；有的是在未來的層面……這個過程非常精彩，需要學習者不斷地體驗和實踐。要真正掌握繪畫心理療法，能熟練地運用九宮格技術，需要更多的學習、運用、總結，督導也是不可缺少的，這是一個漫長的學習過程，你準備好了嗎？

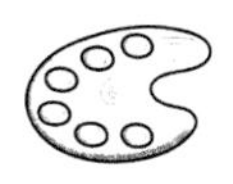

第四章　風景構成法

一、寫在學習之前

在介紹風景構成法這個技術之前，我想就我在研究九宮格和風景構成法這兩個源自日本的技術時的感受，與大家進行分享。

第一點，我覺得日本心理學家對待技術和我們是不一樣的，這也是西方或亞洲一些發達地區共同的特點，無論是前一章學習過的九宮格，還是本章即將要學的風景構成法，這兩種繪畫技術，都是日本心理學家和藝術家花很長的時間去實踐和研究的，他們會在一個點上深入下去。而我們身邊很多心理學者往往在學到這種技術之後，就不在這個技術上下功夫了，導致很多時候的工作流於表面，技術多而雜，但卻不精。練武術時有一句話：「不怕千招會，就怕一招精。」在一個技術上鑽研下去，就會獲得很好的造詣。

風景構成法是由日本的中井久夫先生於 1969 年創立的一種藝術療法，此後很多人據此發展、研究和探索。他們非常重視智慧財產權、版權，這就是我想說的第二點。任何技術的創新都在原本的基礎上，科學的思維就是不忽視以前所有的科學體系研究，然後在現在的基礎上去運用和發揮。

《風景構成法》是一本書，已經出版，這本書的作者叫皆藤章。這本書為什麼不是中井久夫寫的呢？因為他在這個技術上已經形成了一個團隊，圍繞這個技術已形成一大群人，他們不斷進行臨床實踐，不停做理論研究，甚至把論文做成書。我以前在網路上查風景構成法的數據時，與它相關的論文就有 2,512 篇。看到這樣的數字就能明白，一個技術有這麼多的文章，從不同角度、不同案例去研究，並把研究成果撰寫成論文發表出來，讓更多人看到這個技術的發展脈絡，最終成為一個非常成熟，對心理學領域有重大貢獻的技術。這就是我想說的第三點，不管是在學心理學的理論，還是在學心理學技術時，我們都應該秉承一個原則：對技術的繼承和發展，要在前人研究的基礎上，從不同角度、用不同思維方式去深入研究。真正掌握一門技術的同時，還要有創新發展，才能在這個技術原本運用的技術上，發展出一個、兩個、三個的變式，甚至能對技能做改革，這樣就不僅僅是在學習，還在創造。心理學需要這樣的創造，這是學科不斷發展的核心。

而我，正是在這樣的思維下，才能把那麼多我在不同管道學來的技術，發展成為我自己的。其過程是：首先對一個技術認真踏實地學習，全面掌握這個技術，達到既知其一，又知其二，還能知其三的嫻熟程度。接著在不斷的實踐運用中去總結和提煉，並在技術裡融入自己的思想和感悟，把技術變成自己的，然後進入第三階段，在繼承的基礎上進行創新，站在前人的肩膀上去進行，去提升，去深入研究。本書呈現給大家的部分技術，就是這樣開發出來的，繼承了前人的智慧，融合了我實踐後的調整，最後呈現給大家，既是傳承，也是傳播。

二、風景構成法的兩個關鍵

《風景構成法》一書的翻譯者是吉沅洪教授。2007 年我參加過吉沅洪教授的繪畫藝術治療班，應該說我今天學的風景構成法，就是從那裡學來的。後來經過社會實踐和臨床諮商實踐之後，又加入了自己的一些理解。

我們來看風景構成法，它有兩個關鍵詞，一個是「風景」，一個是「構成」。

「風景」就是一個人心理世界的呈現，也就是一個人心理世界的風景，透過外在的象徵物把它呈現出來。比如他畫了一棵樹，相當於他心裡

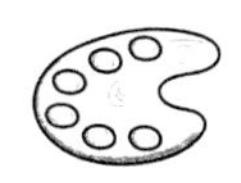

的什麼？他畫了一條河，又相當於他心裡的什麼？也就是可以這樣想，在自然界裡有環境、有風景，在心中也一樣有心理風景和心理環境。比如自然界中河流乾枯，沒有水了，植物就不會生長，於是就會出現風沙，那麼就會出現沙漠化，這是自然界的風景。那如果我們的心理世界中沒有水了呢？那也會出現沙漠化，就是會表現出冷漠，沒有情感，或沒有同情心。自然界中的水、河流也就是心理世界的愛。

「構成」就是多個自然界環境中的物質，比如樹、水、房子、田野等這些物質構成了一幅畫。每一個人的不同就在於建構的不同，建構自我的方式不一樣，所以每個人的人生就不一樣了。我們常說性格決定命運，那麼性格又是怎麼展現的呢？性格就展現在對自我的建構上，展現在對完成一個事物的建構上。如果發給每個人同樣的相機，請他們到一片風景裡照相，這時就能展現你建構的能力和水準，以及你建構的視野和視角。有人拍回來的照片差強人意，有人拍出來的卻賞心悅目。

這也同時展現了一個人建構心理世界的水準。

透過建構一個風景，把多個元素放進去，裡面的關係很重要，在這個關係裡展現了意識和無意識的交流。首先我們畫出來的，這些風景外顯的東西是意識層面的，但在這些外顯部分的背後，又同時透露著無意識的訊息。當我們把意識和無意識連結，找到其間的關係時，基本上就可以看出一個人的內部關係和外部關係，從而對他進行診斷和評估。在這個過程中，還有一個很重要的關鍵就是「象徵」，如果你在象徵隱喻方面沒有任何理論基礎，就不要試圖胡亂分析。

三、關於「技術」的學習

我的風格就是在技術上進行認知，教會大家一些技術的操作，還教大家去學習技術背後的原理，要不斷提高技術的創造，不能停留在僅僅是知道。我提倡的學習有三層次：知其一會操作，知其二尋理由，知其三得其果。只有達到這三個層次，你的學習程度才會提升。

孟子說：「孔子登東山而小魯，登泰山而小天下。」孔子跟他的學生說，當他登上東山時，整個魯國盡收眼底，當他登上泰山時，天地一覽無遺。實際上他是在告訴學生，要用更高的視角去看待事情的規律，當我們不再只是學會這種操作，而是會問為什麼、是什麼，這樣你就登上了泰山。如果我們站上了技術的高度，去看學到的方法，我們可能在技術的海洋裡就不會繼續過去的路，只是在數量上累積，而品質上沒有發生變化。這就好比我看到很多人在最開始的時候，希望學到更多東西。你會什麼？我會畫畫，我會藝術，我會音樂，我會舞蹈，我會沙遊。你會十個，我也會十個，可是你為什麼沒有我做得好，原來是因為你沒有別人實踐得多，這時你會發現經驗很重要，因為經驗要提升到科學層面，才成為規律。你和他都花三年的時間做了一百個案例，發表了幾篇論文，也做了相關的總結，可是為什麼比不上人家呢？這時你就會發現：你是誰比你會什麼方法重要。

就好像同樣都用共情的方法，羅傑斯（Carl Ransom Rogers）在做療法時，來訪者來找他。來訪者說他在生活中遇到很多困難，羅傑斯就說：「我知道，你一定走了很遠的路，你一直沒有放棄自己，想要做更好的人，雖然過程不順利，但今天也走到我這裡來，希望我和你一起解決這樣的困擾。」來訪者感動得淚流滿面。大家一聽會覺得，這是多好的共情技術啊！但如果是一個初學者，或沒有羅傑斯那樣的人格，說出這樣的一句話，也許來訪者感覺會是突兀的。

所以說，你是誰比你用什麼技術重要。因此技術有三個層次：第一是人，第二是經驗和理論，第三才是方法和操作原理。

一開始我們比誰做得多，然後我們比誰能把實踐及技術做得深入，最後比的是你是誰，你的人格，你的氣場，你的社會責任、價值觀等。

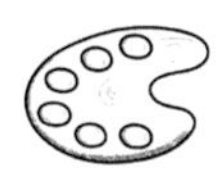

小故事：庖丁解牛

有一個關於莊子的小故事，叫「庖丁解牛」。透過對這個小故事的了解，我們來學習這裡面的技術。在中華傳統思想中，對如今一些技術的理解已經非常深入。故事的內容是，庖丁為文惠君解牛，他的刀刃遊走於脛骨之間，然後非常巧妙也非常快地完成了，整個過程讓所有人都目瞪口呆。他向文惠君解釋，說別人買了一把刀，用了幾下就沒有用了，而他的刀從來沒有換過，還和當初一樣鋒利無比。這其中的原因是什麼呢？是因為他讓刀遊走於脛骨之間。有人直接拿去砍骨頭，很快就壞掉了；有人只拿去割肉，也很快就壞掉了。但他既不是砍骨頭也不是割肉，而是遊走於脛骨之間，在這其中找到了規律，所以刀就不會損傷。這個故事裡的「刀」，指的就是技術。

小故事：莊子與惠子

惠子是莊子的好朋友，莊子是一個孤獨的人，正因為有了惠子，也就有了一個可以讓莊子跟他一起辯論，發表自己見解的人，所以他的人生也因他而變得更快樂了。

惠子跟莊子說：「魏王給我一個大葫蘆的種子，我把它種了，然後結了很多果實，長得非常大，可以裝5石重的東西，如果我要把它劈開盛水，這個瓢又大又平，根本無法用。後來我只能砸碎了，你說不然又能怎麼辦呢？」莊子聽後哈哈大笑，說：「你這個人啊！什麼好東西到你手裡，反而不會用了。」接著莊子就跟惠子說了一個故事。

宋國有一個家庭，他們有一劑祖傳的藥方，這個藥方可以保護人的手，冬天不會被凍爛。因為有這個藥方，他們就世世代代以染布維生，冬天工作也不怕凍壞手，可以繼續做事；正因這個藥方，讓這家人在別人都工作不了的時候，還能不斷地染布謀生。有個商人聽說後，就想以一百斤黃金買這家人的藥方，家人在一起商量，說：「我們染布、賣布，辛辛苦苦也賺不了多少錢，一百斤黃金可以夠我們吃幾輩子，乾脆就把藥方賣給他吧！」商人順利買走了藥方，他馬上拿著這個藥方，找到正在打仗的吳國國君，當時吳國正在與越國交戰。吳王聽說有這麼好的東西，就決定試用。於是商人在士兵的身上和手上抹了這種藥，吳國的戰士在冬天裡打仗時，因為抹了這種凍傷藥，打起仗來身上就不痛了。吳國獲得勝利，越國敗了仗。吳王事後對這個商人裂地而封之。

莊子跟惠子說，同樣是凍手藥方，在那個家庭裡面，他們只能世世代代染布賺一點辛苦錢，結果到了商人的手裡，卻可以讓他封侯封地。所以說東西再好，人不會用，那也是沒有用的。

莊子繼續說：「你說這個葫蘆沒有用，那只是放在你手裡沒有用，你可曾想過它還有別的功能呢？既然它是空的，那它可以漂浮在水上，如果我們把它掛在腰上，我們就可以漂浮在江河之上了。」

的確，你看，同樣的工具，放在不同的人手上，有的變得很有用，有的幾乎沒有用。

為什麼要在前面跟大家說如此大篇幅的內容呢？就是擔心大家學了技術，僅僅是會操作而已。有這麼一大群人經過幾十年的研究，又出書、又出論文，到了我們這裡，很有可能就變成課堂上的一個小遊戲。如果僅僅是這樣，你永遠都不可能成為一個合格的科學工作者。

四、風景構成畫

（一）實操演練

1. 準備：B2 紙、水彩筆，安靜的環境。
2. 主題：我的風景畫。

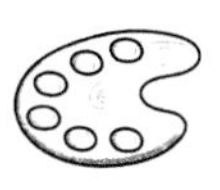

3. 操作指南：

A. 11 個元素，依次呈現。

B. 呈現順序：路—河—山—房—人—樹—田野—動物—花草—石頭—自己想加的內容

變式：山—路—河—房子—人—樹—田野—動物—花草—石頭—自己加的元素

河—路—山—房子—人—樹—田野—動物—花草—石頭—自己加的元素

畫完後可以用不同的色彩去修飾。

在背面為繪畫加一個故事解說：什麼場景，發生在什麼時候，發生了什麼事。

4. 指導語：

請在 B2 紙的一邊寫上「風景構成畫」，或「我的風景畫」，接下來將 11 個元素依次說出來，每說出一個，就在 B2 紙上畫一個，每個元素的數量不限，每個元素的布局和搭配可自由呈現，當 11 個元素全部完成後，就會在紙上構成一幅風景畫。

請畫第一個元素：河流（等畫完或 3 分鐘後）

請畫第二個元素：路（等畫完或 3 分鐘後）

請畫第三個元素：山（等畫完或 3 分鐘後）

請畫第四個元素：房子（等畫完或 3 分鐘後）

請畫第五個元素：人（等畫完或 3 分鐘後）

請畫第六個元素：樹（等畫完或 3 分鐘後）

請畫第七個元素：田野（等畫完或 3 分鐘後）

請畫第八個元素：動物（等畫完或 3 分鐘後）

請畫第九個元素：花草（等畫完或 3 分鐘後）

請畫第十個元素：石頭（等畫完或 3 分鐘後）

請畫第十一個元素：自己加的元素（等畫完或 3 分鐘後）

現在 11 個元素已經全部畫好，看看畫好的畫，可以增加一些色彩，做一些補充，做一些裝飾，如果不想加也可以。

裝飾完後，請在 B2 紙背面為繪畫加一個故事解說：什麼場景，發生在什麼時候，發生了什麼事。

分享繪畫，分享中可以表達，從畫裡說明你對自己有什麼樣的看法。

（二）分享與互動

分享者 1 小林作品：

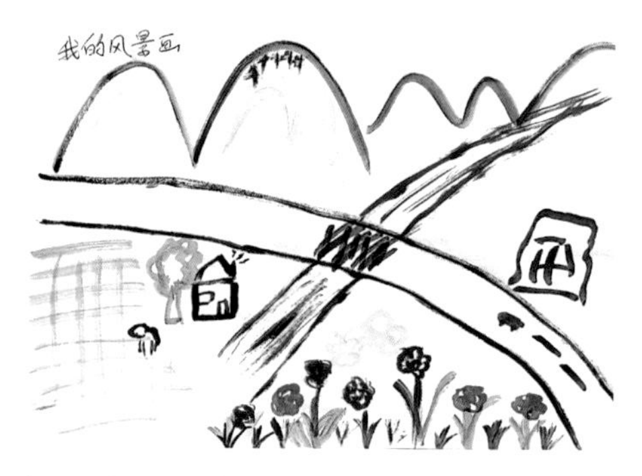

小林分享：因為之前對繪畫不太了解，所以今天在老師的指導下，畫得也比較倉促。畫完之後再看，這個道路和河流形成了一個畫面的交叉點，我也不知道該怎麼理解，然後這個山峰在畫的時候，又覺得很大，很突出，本來想表達的是近大遠小，連綿起伏的狀態，但是也沒有表現出來。

老師剛才說房子和樹的時候，我就覺得田野和房子應該離得很近，而人物在田間種地插秧，是這樣一種情境。石頭是我不知道該放哪裡的一個東西，所以就在右手邊畫了一個石頭，我覺得下面應該再畫一些美麗的鮮

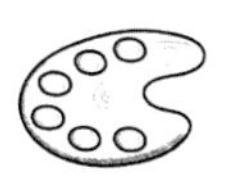

花，還有蝴蝶。我自己加上去的是在路上有一輛正在開的車。就表達這些，謝謝老師！

韋老師互動：好的。剛才妳提到了兩個疑惑。一個是河流和道路的交叉，另一個是山峰的遠近。我們來探討一下。如果道路代表展現給別人的自我的一面，河流代表的就是展現給自己的自我的一面，妳覺得這兩個自我之間關係怎樣？然後妳再結合這幅畫中表現的道路和河流的交叉，做一個分享。好不好？

小林：是的，韋老師，我內在的自我和外在呈現給別人的自我是不一樣的，事實上在現實生活中，我自己也發覺了，的確有一些矛盾。因為現實生活中的自我和內心世界的自我，不能完全融合。也許在現實生活中，還是有很多不能隨心所欲，卻必須要做的事情，所以在別人眼裡，我還是做得很成功，非常好的。但實際上，我內心還是覺得自己很渺小，不夠好。還有一點，我在作這幅畫的過程中，許多環節都是老師提到的，我就畫出來，但是在河流與道路交叉的這個點這裡，我就不知道該怎麼去做。最後畫了一座橋，是斜張橋。我說完了。

韋老師互動：非常棒，其實如果我們繼續和她交流下去，還會有很多新的發現。

【韋老師手把手教學：分享過程指導】

我們在看一幅畫的時候，無論是諮商師還是來訪者，都會注意「第一視窗」。意思就是一幅畫擺在你的面前，最刺激到你的，最能引起你注意的那個物品是什麼？有時候第一視窗可能是一個東西，有時候可能是色彩，有時候也可能是整體。比如剛才分享者的畫，在一開始，引起我注意的第一視窗是她畫的山。我也發現了這三座山，可是第一視窗是不是一定是第一時間要拿出來分享的呢？不一定。所以在分享的過程中，還是要看你和當事人的互動，如果來訪者沒有主動互動，我就會根據自己的第一視窗來請她談一談。但這裡的分享者首先討論的是路和河流的交叉，也說到了山，這些都是重要的內容，這說明我們在互動時又出現了另一個重要的第一視窗，就是分享者的表達。所以接下來，我就會根據她的分享提出問題，提問題也是很需要方法的。

我先說路和橋（河流）的交叉。大家都知道，在繪畫技術中，路一般象徵的是「意識」，河流象徵的是「無意識」。河裡面的東西我們一般是看不見的，但是我們仍然知道裡面有東西。而我們站在路上，一眼就能看到路上有什麼。所以意識是我們可以看到的，而無意識是我們看不到但是知道的。那麼無意識可不可以看到呢？其實是可以的。怎樣才能看到河裡有沒有魚呢？我們可以潛水下去，或者把水抽乾。總之，心理學的很多方法，包括催眠、意象對話或心理分析，都是想盡一切辦法把無意識的內容意識化，把冰山下面的內容拿到冰山上面來。我們只要開發一點點，對自己的探索就前進了一大步。

回到這個分享者的圖畫上來。這裡出現路與河流的交叉，那怎麼處理很關鍵。如果對方是一個精神分裂症患者，他是沒有辦法處理的，也不會在河流上建一座橋。可是我們看到這個分享者就有辦法，在上面建了一座橋。但是在建橋的過程中，她顯然已經知道自己是有問題的，雖然她兩次提到不知道怎麼回事，而且從她畫筆的凌亂度也是可以看出的。因此，這又給了我一個訊號，她內在自我的世界和現實自我的世界是不是存在分歧？

2015 年，我接待過一個精神分裂症患者，他當時在吃藥。他在我那裡接受個體諮商，也接受小組的輔導。當時我請他作風景畫的時候，他基本上畫不了，請他畫河與路的時候，他沒辦法讓這兩者相遇，一相遇就斷掉。所以這也是精神分裂症患者的一個重要展現。而今天在這位分享者分享之後，我提問，她說到了。其實在他人眼裡，對這位分享者已經是很滿意的啦！但是她對自己的滿意度不高，還不夠。所以我們沿著這樣的方式繼續去探討，方式有很多。

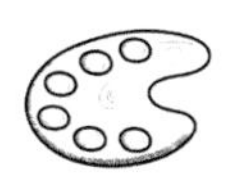

一是沿著自我的話題繼續進行，另外一個還可以往她說的山那部分去探索。山代表什麼我們目前不知道的部分，只是它作為一個視窗，我們可以繼續探討。每一個諮商師的第一視窗都不一樣，都可以有不同的探討。分享者在這裡也說到了石頭不知道要放在哪裡，其他的都知道，這些都是重要的訊息。這塊石頭在畫面的右邊，左邊代表過去，右邊代表未來。石頭和樹在這個畫裡面都代表著一種生命，代表的是自我，或者代表著理想的自我。所以，這幅畫中，我們既可以往山這個部分走，也可以往石頭這個部分走。這裡面還有一個訊號，石頭可以看作小山，而大山也是石頭堆積而成的。大山在這裡代表什麼呢，是父親？還是丈夫？還是一個重要他人？這樣看，這裡面的一個關係網就顯現出來了。還有房子，人有沒有在房子裡面？有人在田裡工作，也有人在開車，那麼在田裡的那個人是誰？而田野裡的人代表過去的話，是代表誰呢？是母親嗎？房子、田野、人，都是在過去，石頭在未來，而道路和河流正好在中心。這些全部的事物，都是可以拿出來分享探討的。

韋老師：小林可以再分享一下妳此時的感受。聽了韋老師這一番解釋之後，妳對自我又有什麼發現和探索呢？因為這是一個絕佳的機會，是一個探索妳內心世界的機會。妳願意再分享嗎？

小林：好的，韋老師，非常高興，可以再一次有這樣的機會。老師剛才說的這些，是我以前從來沒有意識到的，如果按照您的思路去想的話，在田野裡種田的或許是媽媽或許是爸爸。房子裡是有人的，因為房子裡的煙囪還冒著煙。當韋老師說畫一棵樹的時候，我覺得房子周圍應該有一棵茂盛的樹，山上也應該有樹。就是在畫石頭的時候，覺得那片空的地方滿大的，而且我又覺得那個位置沒有什麼可畫的，所以就畫了那麼大一塊石頭。那個地方我覺得還滿荒涼的，又不知道放點什麼。但覺得在最下面的地方應該有花有草，而且還有蝴蝶飛來飛去，但的確在石頭那裡什麼都沒有。我理解的、剛才老師給我的解釋是說到過去的我和現在的我，在這個畫面中是沒有在一起的，我是這麼理解的。我也不知道怎麼讓他們在一起，也有可能是在畫橋的時候，這也是停頓下來的主要原因。是嗎，韋老師？

韋老師：謝謝妳的回應。在回憶的過程中也是很有意思的，我們只要不武斷地下結論或做分析，只要妳尊重自己的當下，也尊重與妳發生互動的、有關係的當下，一切的真相都會出來。謝謝分享者，妳在往自我探索的方向又近了一步。她的心理空間已經被我們擾動，或者被她自己擾動，擾動之後，她會在無意識中慢慢地整合。比如說她晚上可能會做一個夢，她的夢境裡面會做一些整合。或者說等到下一次她再作畫的時候，就已經不同了。人的成長，或者說人的心理空間，風景圖的排列是一點一點累積的。在這個分享過程裡，我們也看到很多有意思的表現，比如當這個分享者信任你的時候，她自己就會看到許多東西，當然我們自己也有方法。

之前我提到的暗分析，也是心理分析的內容。今天我們又用人本主義的思想和原理，和表達性藝術治療綜合。所以這種心理分析的技術，也變得那麼可愛和溫暖，也不會顯得粗糙和武斷了。

【韋老師手把手教學：部分物品的象徵意義】

下面我為大家介紹一些如何分析、如何解釋的路徑。我們說河流代表無意識，道路代表意識，房子代表一個人的安全感和家，樹代表自己，一種生命，它們都有固定的解釋，但又不是絕對化的。剛才說第一視窗是固定的，但也要根據具體的情況來看。所以即便是固定的象徵物，也是會有變化的。

比如《易經》，它是深層的心理分析。請一位懂《易經》的人幫你卜卦，看看今天的運氣如何，他會根據幾個訊號給出答案。第一個訊號是，你現在問他的時間；第二個訊號是，你要問的那件事情；第三個訊號是，你問的這件事情與八卦卦象的關係。這裡面有空間，有時間，有事件，綜合起來才會得出一個結果。所以，分析並不是透過單個因素就可以得到結果的。

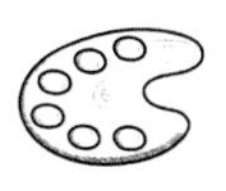

比如在繪畫中看到有人畫的頭很大，我們就說他很自戀，那難道所有畫大頭的人都是自戀狂嗎？並不見得。比如在一幅畫中，許多色彩相互衝擊，有大紅大紫，這有精神官能症的傾向，那麼，難道所有這樣畫的人都有精神官能症嗎？也不見得。只是說他有傾向性。你需要往這個方向懷疑，去做連結。比如有人的畫，左邊和右邊不協調，但我們不能直接說這個人就是有問題的。甚至有人在畫中無法畫道路和河流的相遇，也無法畫橋，或者橋斷掉了，我們就斷定他是精神分裂症嗎？我們只能有這方面的懷疑和傾向，但不能斷定。

今天所說的，也是我們以後做繪畫療法及所有技術都需要重視的。這給了我們更大的啟示，你腦中裝的象徵、符號、隱喻的內容越多，那麼你做技術治療時也越能遊刃有餘。如果你什麼都不知道，比如人類為什麼會怕蛇？蛇在意象中代表狡猾，如果從演化心理學的角度來看，蛇又代表什麼呢？人類的祖先都是在田野裡、在樹上工作的，而這些地方又正好是蛇出沒的地方，如果被咬了一口，由於那時候的醫療水準有限，人們只能面臨死亡。所以在人類的集體無意識中，就會存在對蛇的恐懼，雖然現在我們即使被蛇咬了一口，也不一定會死亡，但我們在潛意識的基因裡，已經種下了這種恐懼。就像有個孩子小時候背上長了瘡，不能躺著睡，結果長大之後，他就喜歡趴著睡，這就是因為小時候軀體的經驗影響了他一輩子。如果你不了解文化心理學，不了解符號的象徵意義，就無法成為一名合格的心理諮商師。這裡面其實深藏著大大的學問，為什麼榮格要學《易經》，變成心理分析大師呢？我們為什麼不能把《易經》裡的內容拿出來學習呢？這就是我們自己的問題了。

要達到良好的效果，在具體的操作中，還是要看每一個諮商師的人格，看與來訪者建立的諮訪關係，看你自己對當下此時此地的掌握度，以及你對文化象徵符號的了解和對問題的洞察力及敏銳度……等，這些東西不是外在的技巧可以彌補的。

從畫面的整體性特徵著眼，就是我們說的第一視窗，然後看它的空間配置。比如之前已經告訴大家要畫 11 樣東西，結果有些人發現已經畫到最後兩、三樣了，才用了整個圖紙 1/4 的位置，這說明這個人的空間配置是有問題的，即對自我心理空間的計算有問題。有的人一開始畫了一條河，差不多就占滿了整張紙，結果 11 樣東西，沒有辦法全部在畫中呈現，房子畫到山上去，人都跑到樹上去了。這都是空間配置有些問題的表現。除了空間配置，我們再看不同方位呈現的內容，但不一定要說出來。即使在實際個案中，我也不會說，只要慢慢幫助來訪者整理，慢慢與其談心就好了。

還有色彩，如果有衝擊性的色彩呈現，就說明畫者有精神官能症的嫌疑。精神官能症的特點就是要吸引別人的注意。所有精神分裂症患者都不願意來做諮商，但所有精神官能症患者都會焦急地要做心理諮商，尤其是強迫症患者。他們在色彩運用方面是要誘發別人的情感，並蒐集其對情感的反應及耐心。因為他最在意別人怎麼看他，最在意自己的行為是不是被別人在意，所以他的反移情很強，需要透過色彩來吸引別人，而在某些關係中，他們也往往想控制別人。

我們繼續看，從畫中的人物特徵著眼。如果看到一個人將頭畫得太大，他可能會有自戀的傾向。除此之外，我們還要看畫的正中間放的是什麼，他們自己又在哪裡。在談畫中人物時，我們一般先談頭部，再到面部，再看嘴巴。嘴巴太過肥胖的，提示畫者可能有些焦慮。再看一下上面提到的形體，頭髮表示與性有關。但實際上我們身體的部位也都有象徵，有其功能。為什麼女人的乳房和臀部就是性感部位呢？為什麼當男性看到女性時，首先就會看那些部位呢？因為在演化心理學中，雄性要選擇優良的雌性進行繁衍，女性生育能力越強，雄性的基因越容易傳下去。

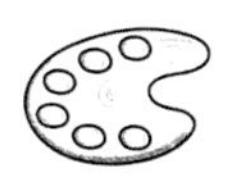

學習有很多種方法，對每個知識也都可以有很深入的研究。我們可以查文獻，看相關書籍，多看與繪畫療法技術相關的文章，就算是一篇爛文章裡，也總有一、兩個核心觀點，當你看到一百篇，就可以得到很多很多觀點了，這就是站在別人的肩膀上前進。〈勸學〉說，我舉起我的手，讓別人看見我，我的手臂不長，但又想讓別人看見我怎麼辦？那就爬上山坡。那山坡就是知識的累積，學習的過程。

分享者2小芬作品：

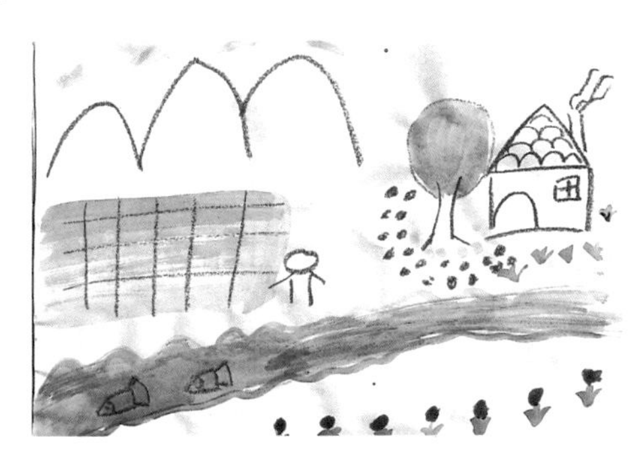

小芬：我一開始畫的是這條河，後來畫的路是空心的，然後是棕色的石子路，老師又要我畫石頭，我就把路的中間全部塗成實心的了。畫動物的時候，我畫的是天上的小鳥，是黃色的，河裡還畫了魚。

最後我在河岸邊添了幾朵小花，聽完老師的分享，我還是不太清楚內心的一些感受。比如老師說左邊代表過去，右邊代表未來。希望老師在這方面可以再指點一下，謝謝。

韋老師：其實聽了這位分享者的講述，可以看出來，我們還是處在希望得到結果的思維裡。如果你是一位諮商師，在諮商過程中，你絕對不能跟著來訪者的思路走，你要讓他多說這幅畫中的東西。分享很重要，而不是在這個過程中給來訪者一個什麼樣的解釋。這樣就會變成將他的問題拿過來，你再幫他做一些解釋，他自己就不會在其中了。這是諮商中的大忌。

我們看到這位分享者的畫面色彩又是另一種風格。在這幅畫的第一視窗裡，我不知道大家看到了什麼，但是我看到了兩條魚在那裡游，是在往左邊游，就是往回游了。這其實就是一個有意思的視窗，這兩條魚是很重要的意象，牠們一般來說會代表人。那牠代表的是什麼人呢？為什麼牠們要往過去游呢？牠們是要實現什麼樣的目標呢？還有那個像蘑菇一樣的樹是怎麼回事呢？風景構成畫面，是一個整體，所以無論如何都要從整體來看。構成主要代表的是關係，我們就要從關係上來下手。所以只要你從整體上來看，從構成的關係中來看，然後分析調節，就會發現很多有意思的問題。

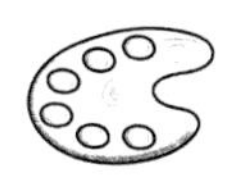

分享者 3 小吳的作品：

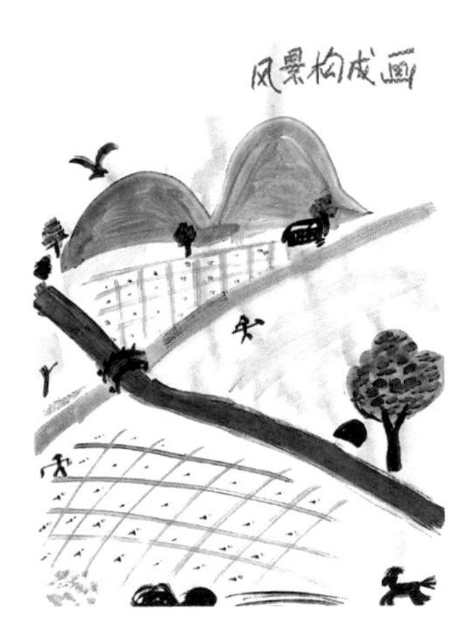

小吳：剛開始的時候我也不知道該畫什麼，我覺得我畫的東西亂七八糟的。裡面的人五官也看不出來，身材也不明顯，那些花也畫得模模糊糊。河兩邊長滿了花花草草，畫到後來，我都不知道那個石頭該放哪裡了。最後我就放在中間小河的兩邊。路和橋交界的地方，那個橋不知道畫得像不像，有些不太清晰。我本來是想畫一頭牛，然後在房子旁邊畫一隻小狗，樹上畫一隻小鳥，原本還想畫一隻蝴蝶，但是畫不出來了。

韋老師：好的，謝謝。剛才你說你的畫看起來亂七八糟的，請你解釋一下你是怎麼看待這個亂七八糟的？你說人很多，但是五官看不清楚，也請你說一說為什麼看不清楚？

小吳繼續：這些亂七八糟的感覺就是說我畫河有岔流，畫路又有小路，田野又太寬了！這個山峰重重疊疊的，所以我就覺得畫面有點亂。說到人，那是因為我沒有畫出五官來。

韋老師：好的，非常感謝小吳回答我提的兩個問題，實際上這是一個繼續澄清問題的過程。當來訪者的第一句話是亂七八糟，描述的時候也有很多地方不清楚，諮商師可以根據自己觀察的這個訊號，去幫助來訪者進一步分享和表達他在創作過程中以及在畫完後，自己對作品的整體感覺，並帶著來訪者一步步進行探索。

第五章　家庭文化繪畫技術

一、引入：夢的分享

今天下午我做了一個夢，夢見自己去找太上老君做心理輔導。太上老君問我：「孩子，告訴我你要諮商的心理問題是什麼？」我說：「我很有愛心，也很願意去愛別人，但是別人不接受我的愛，還說我傷了他們的心，這讓我很傷心。」太上老君說：「那麼，孩子，把你的愛拿出來給我看看吧！」於是我就掏出了我那顆火熱的心，放在老君的面前，老君看著這顆心，跟我說：「孩子，你再看看你給我的是什麼？」於是當我再仔細看那顆心的時候，它竟然變成了一把明晃晃的匕首。我當時非常驚訝，瞬間就呆在那裡。老君說：「孩子，難道這就是你所說的愛心嗎？這分明就是一把可以殺人的凶器啊！」於是我在一聲尖叫中醒來了。

和大家分享這個夢是有關愛的，也是此主題中關鍵的因素。

本節要學的繪畫治療技術，是家庭文化繪畫技術—我的六個家。家是心理學工作者，包括所有人類社會研究者都要學習研究的一個基本單元，但家還不是最核心的單元，最核心的單元其實是個人、個體。「修身，齊家，治國，平天下」。這裡所說的修身，就是完善自己，排在第一位，所以個人的重要性在這裡展現了出來，社會的最小細胞就是個人。今天我們學的是家的繪畫技術，所以必須先從愛、個體、家開始談起。

二、案例分享和解析

再和大家分享一個我曾經做過的案例。

好幾年前，我接到一個女士打來的電話。她說，她和丈夫準備離婚了，

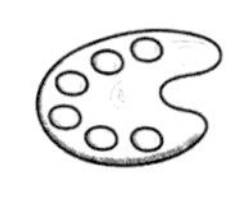

想在離婚前找我做一次輔導，如果這次輔導的結果依然不盡如人意，他們就決定離婚。當時我不清楚發生了什麼，只是答應她，請她和她的丈夫到我這裡來做訪談。於是夫妻倆就來了，在求助的期待上，妻子顯得比較強烈，丈夫也非常配合。根據我平時做的夫妻治療策略，夫妻要先分開做單獨談話，且誰的願望更強烈，就先找誰談，所以我先和妻子交談。妻子和我談的內容大概是說她丈夫已經不愛她了，而她的根據是，丈夫做了一件事情，沒有經過她的同意，也沒有跟她商量，更沒有在意她的建議。於是經過這件事情，他們就發生了爭吵，在爭吵的過程中也沒有彼此相讓，彼此都沒有得到理解，誤會也越來越深。因此，兩人都斷定對方不再愛自己，所以才考慮是否要結束這段婚姻。

婚姻的維繫需要承諾、熱情、親密三種因素組成的愛。當我問這個妻子發生了什麼事情時，她告訴我，他們來自相同的老家，兩人剛在一起時非常相愛，後來到北部打拚。他們都來自農村，丈夫家庭條件很差，如今他們在北部也都有了一番事業，家境不錯，還有幾間房子。但丈夫非要做一件讓她無法理解的事情，就是回鄉下蓋一棟房子。妻子覺得這非常沒有必要，父母的年紀也都大了，如果他們願意，可以接到北部來住，沒有必要再花這些冤枉錢。而且最重要的是，丈夫在做這件事情之前並沒有找她商量，是在做了之後才告訴她，所以她很生氣，於是發生了爭吵。

在我與妻子談完之後，又找來那位丈夫，關於事情的本身，的確沒有多大的出入。對於事情結果的感受，他們也都是一樣的，都覺得對方不再愛自己了，沒有辦法理解對方。

在這個案例裡，妻子和丈夫糾結的是愛與不愛、理解與不理解的問題，是一個情感的問題，而我在當中卻看到了一種文化心理現象。

案例分析

首先，身為丈夫，為什麼一定要回老家蓋房子，他是不是存在兩種心理？第一種是華人普遍的文化心理，第二種是他個人情結（complex）的心理。華人普遍的文化心理是什麼呢？「富貴不還鄉，如錦衣夜行」，所以在華人的集體潛意識裡，其目標就是求功名、求富貴，然後衣錦還鄉，這是華人整體的文化價值觀，也可以理解成是虛榮心、面子、自尊。有些外國人很難理解，但這的確是我們的傳統文化心理。華人愛面子的這種心理，是完全可以理解為在骨子裡的，這是一種集體的無意識。

除此以外，這個丈夫又和別人有不一樣的地方，他從小生長在一個低自尊的家庭。什麼叫低自尊的家庭呢？可以理解為這個家庭在一個社會群體裡面，社會地位不高，或者說被社會群體尊重的程度不高。當一個家庭中的父親看起來相對弱勢，那麼他們家的社會地位可能就比較低。還有一種是家庭中夫妻雙方經常鬧彆扭、吵架，導致鄰居們經常要來勸架，甚至看笑話。在這種家庭成長的小孩，就會感覺自己與別人家不一樣，可能會很自卑，心中會有一些創傷，甚至有羞愧的心理。還有一種情況是家裡有病人，患有長期疾病。我就出生在一個這樣的低自尊家庭，在我出生後剛會走路時，父親就得了一種病，後來檢查出來是骨癌。他在床上一躺就是 6 年，母親也就照顧了他 6 年。母親為了父親經常去求助他人，讓我們獲得一些照顧或救濟。

如今回過頭來想一想，我現在很少為了一點利益而去受別人的氣，這裡面的「氣」，其實就是自尊心很強的表現，自尊心太強，也可以認為是自卑的一種表現，只是透過自己的包裝，讓別人看起來覺得自己很強的樣子，所以這樣的性格導致我如今也很少與身分顯赫的人來往。其實做心理學以來，我也累積了一些資源，但對我來說都沒有用。這是為什麼呢？因為我很少求人。其中的原因，我想主要跟小時候母親帶著我到處向別人求

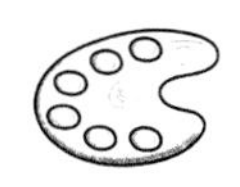

助時，要用下跪的方式回報，造成的一種內在創傷。做了心理學很多年之後，我才慢慢發現自己為什麼容易感受到別人瞧不起的眼光，以前以為是一種敏感、多疑、神經質的性格。後來慢慢做了自我分析才發現，原來自己的骨子裡存在著這樣子的創傷。

可以這麼說，出生在 1970 年代的人，多少都會有一些創傷，那個時代真正高自尊的家庭很少，這與當時的歷史文化背景和社會現實有很大的關聯。在這個案例中，這位丈夫正是出生在低自尊家庭中的孩子，但是他的妻子卻無法理解。一方面是因為妻子是女子，她不如男子這般深刻地體會到社會中的自尊，一方面是因為這位妻子的家境本就優於丈夫。

三、諮商視角：不同文化背景的認同和衝突

對於上文提到的這個案例，不同的諮商者也會有不同的視角。不同學派的心理治療師看法也會不同，或者由於諮商師自身的經歷和理論背景不同，也會導致不同的看法。比如，有人會認為這是溝通理解的問題；有人會認為這是經濟的問題；有人會把它視為夫妻的感情問題。

當時我聽完他們的敘述後，第一反應看到的是文化衝突的問題，當然我的視角也並非絕對正確。因為我本人有文化心理學的背景和思想，所以我會從這個角度去看。最終我們都是要解決問題，出發點很關鍵，因為要看到根源性的東西，就是他們沒有真正地了解對方。

了解對方是分為很多種層次的。大到國家、種族，小到家庭、個人，很多時候人們的誤會、衝突、傷害、不理解，都和文化背景的認同和衝突分不開。比如，你到某個城市，你認同這個城市的文化，你在這裡就會住得舒服一些；如果不認同這個城市，那你在那裡就會有各種不適應，各種不舒服。

所以我從文化的視角去看待這個案例時，就產生了一種想法。既然他

們彼此都沒有真正深入了解對方，那如何讓他們都能看到彼此是從哪裡來的呢？有了這樣的思路之後，我就用繪畫治療技術引導他們兩人同時做了體驗：我的六個家。

四、理論背景和技術特點

這個技術的背景，首先就是文化心理學。文化心理學作為基本的理念，然後以家庭為單位的治療理論和方法，在藝術表達的推動下，以繪畫技術作為媒介，最終實現我們想要解決的、因他們文化的不融合、不理解、不認同而產生的夫妻間的衝突。

此技術最鮮明的特點就是具有文化性。用這種技術，我們可以直接把文化融入其中，語言一般是很難表達清楚的。所以在以文化背景的繪畫技術下，把具象畫出來，特點就會表現得很鮮明。可以讓夫妻雙方在這個過程中，真正地做到設身處地，這個「我的六個家」技術，恰好可以做到實現一種文化性的設定。

這裡還有歷史的特點。我們要知道從哪裡來，這就是一個動詞，是一個過程，是一個發展的、關於時間的問題。很多時候我們覺得很了解對方，但在運用這個技術的過程中，你會很戲劇性地發現他的過去、他的歷史，有很多都是你不了解的。而當你真正了解對方時，你做的任何事都不會有傷害性。當你真正了解對方，也就會理解對方。若當你真正了解一個人，你選擇離開，也不會因此傷心難過；當你真正了解一個人，你決定與他相處一輩子，那才會很快樂地生活在一起。

這個技術還有第三個特點，就是戲劇性，指在時間和空間裡產生變化。當一方說到自己曾經悲痛的創傷事件時，這是他的一個情結，另一方從來沒有了解過，而這時另一方看著哭得聲嘶力竭的對方，也一定會產生憐憫之情；當他們都在描述自己爺爺輩、父輩的故事時，未必全是真實的，

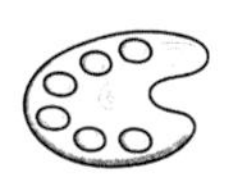

肯定也是自己沒有經歷過的，只是家人的傳說、講述，當把這樣的畫面進行描述時，也具備一定的戲劇性，在這種戲劇性的效果下，彼此的心理也會產生巨大的變化。

五、我的六個家

（一）準備階段

1. 工具準備：6 張空白 A4 紙、一盒蠟筆或彩筆。
2. 環境準備：安靜的環境，有足夠作畫的空間，時間大約 20 分鐘。
3. 心境準備：放鬆心情，靜心回憶，不被打擾。

（二）操作過程

1. 引導語

下面請畫出 6 幅圖，第一幅是「我爺爺小時候成長的家」，第二幅是「我外公小時候成長的家」，第三幅是「我爸爸小時候成長的家」，第四幅是「我媽媽小時候成長的家」，第五幅是「我小時候成長的家」，最後一幅是「我現在的家」。若你現在還沒有成家，那就請你想像一個未來自己的家，畫下來。

在上面這個案例中，當我引導他們分別作「我的六個家」時，你們能想像是什麼情形嗎？

他們都開始思考，自己到底是從哪裡來的。我們經常說要設身處地為他人著想，但真的要做到設身處地，說難不難，說不難也很難。這不僅要用心，還要有方法。當我引導他們這樣做的時候，他們就不得不去思考：我與別人是不一樣的。正當你思考自己與別人不一樣時，其實也是在思考：

別人與我也不一樣。當你開始思考別人與你不一樣的時候，你就有可能允許別人和你不一樣，這是非常關鍵的一點。

所以我們經常會說，一個人踏上了自我反省、自我探索的道路後，就會更加容易去理解別人。而如果你踏上的是致力於如何理解別人的道路，那麼其實你很難真正地理解別人。

因此，在這個繪畫的引導中，我要他們都去了解自己，而不是怎麼了解對方，這樣才能幫助他們了解對方時做到設身處地。這樣的設身處地並不是簡單地我站在你的位置去了解你，而是我站在你過去的位置去了解你；站在你現在的位置了解你；站在你可能一路走來的路上了解你。這個了解不僅是空間上的，還是時間上的，就是我將你走過的路重新走一遍。所以，我們要做到真正地理解別人，尊重別人，愛別人，就要了解他從哪裡來。

當他們作完這六幅畫時，我請他們分別介紹他們所畫的家。當他們彼此都在認真介紹時，對方很認真地傾聽，他們在這聽的過程中，也都回到了彼此的歷史當中，效果也就不言而喻了。

2. 分享過程

下面以幾個案例的分享，來學習「我的六個家」技術是怎麼運用的。

分享者 1 小志的作品：

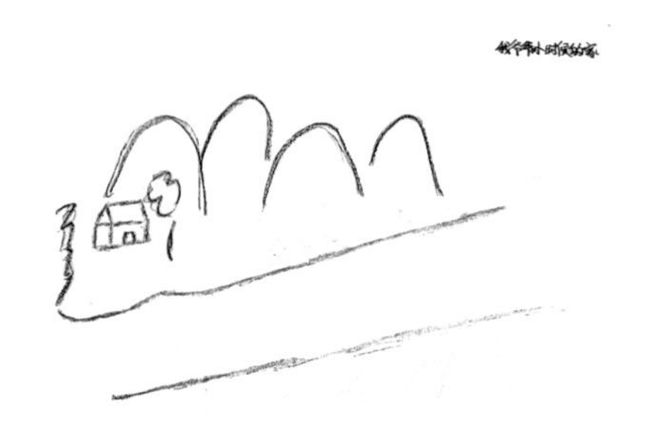

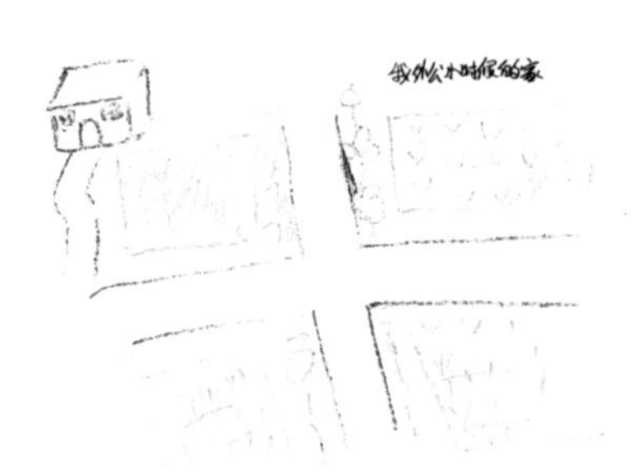

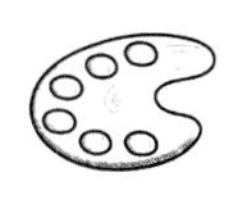

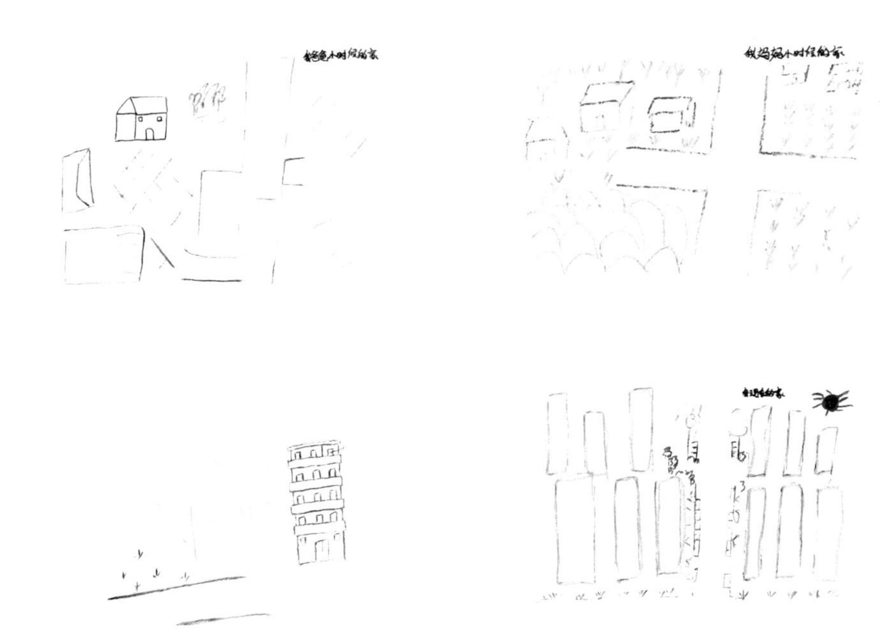

小志：連續幾次的作畫，我這次的感受特別深。我畫的畫可能不是很好，但是在畫這6幅畫時，我的內心有了很多體會。

當畫我爺爺小時候的家時，其實我並沒有見過他的家，但是我有一點點的感覺。我把房子畫得很小，房子後面有很多大山，還有一條很窄的路，家的旁邊都是一些田地。我一直認為爺爺生長在一個很勤勞的家庭裡，而且很窮。

畫到外公小時候的家，我畫了平原。感覺上與爺爺的家有些類似，只不過房子是北方的那種。整體的感覺也是家人很辛苦，很貧窮。

第三幅圖是爸爸小時候的家，我心裡有一些預想，但也有一些是從爸爸嘴裡描述出來的，我畫得比較凌亂。中間的小路其實是一個小巷子，在巷子盡頭有一個很簡陋的院子門，進來後有三個小房子。有一個小房子是父親的，綠色的東西是一些盆景，也很簡陋。感覺一家人的生活也是很貧窮的，這個詞已經出現三次了。

第四幅圖是我媽媽小時候的家，呈現的是農村的景象。稍微大一點那個就是媽媽的家，整個感覺上富裕一些，綠色代表莊稼地，黃色應該是玉米地之類的。

第五幅是我小時候的家了，那個時候我們就已經住宿舍了，我記得那時我們家住在一個四層的宿舍裡的第三層，咖啡色代表的是一堵牆，外面是別人家的房子，也是一個很普通的家。

第六幅是我現在的家。我現在的家是在一個社區裡面，那裡高樓林立，社區的環境也比較好，有很多樹和花，我還畫了一個太陽，我對現在的生活很滿意，另外我還畫了許多車位。全部畫完之後，我感覺我也出生在一個低自尊的家庭裡。我看起來很自立，很強勢，其實那也是為了隱藏內在的自卑和低下感。

韋老師：謝謝小志的分享，我想在這個分享的過程中，他已經有一些很深的感受，這正是「我的六個家」技術的魅力和價值所在。前面已經提到過，一幅作品製作的過程，就是心理療癒和自我認知的過程。分享的過程能占一半的療效，其實我們還可以再繼續分享，還可以繼續與小志進行互動。因為小志的分享裡出現了貧窮，還不止出現一次。那我們可以記下來，與他一起談論這個話題，這會為我們在實際的治療中提供方向。

【韋老師手把手教學：貧窮與潦倒】

貧窮與潦倒是不一樣的，莊子對此就有很深的體會。那時莊子生活不濟，魏王就問他：「何先生之憊邪？」（先生怎麼這麼潦倒啊？）大概是想羞辱他一下。莊子卻說：「貧也，非憊也。」（是貧窮，不是潦倒啊！）貧窮只是外在物質的缺失，而潦倒是精神層面的，兩者不同。家庭對一個人的影響很大，但經濟上不富有，不一定會造成精神上的潦倒。

家庭文化對人的影響是怎樣的？每個人精神的富有度如何？我們就可以沿著這樣的思路，與來訪者繼續進行交談，然後可以繼續思索自己的性格中，與這種貧窮有什麼關聯。也就是它對你產生的影響到底是什麼，還要了解你對這種影響是怎麼看的。從而進一步了解在這種影響下，你婚姻的理想狀態是怎樣的，對你經營現在的家庭的影響是什麼。不要小看這樣的影響，往往人們都是在自己的情結中經營和面對自己的人生。所以這個世界上有小人和大人，小人就是為許多小事在計較和努力的人，而大人就是在為大事情計較和努力的人。也正因為如此，有人活得瀟灑，有人活得疲憊。

分享者 2 小顏的作品：

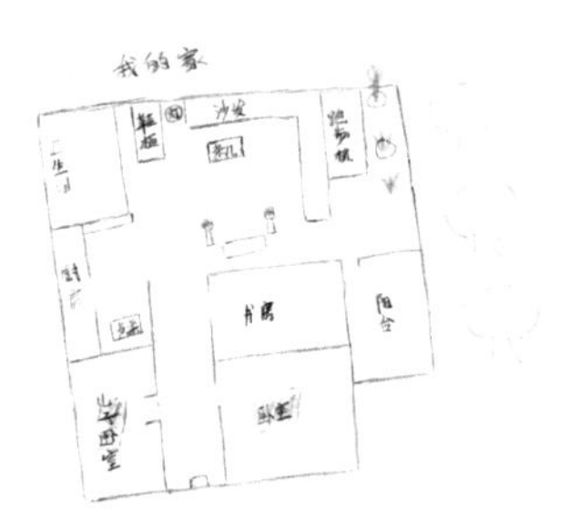
我的家
沙发
茶几
跑步机
书房
阳台
卧室

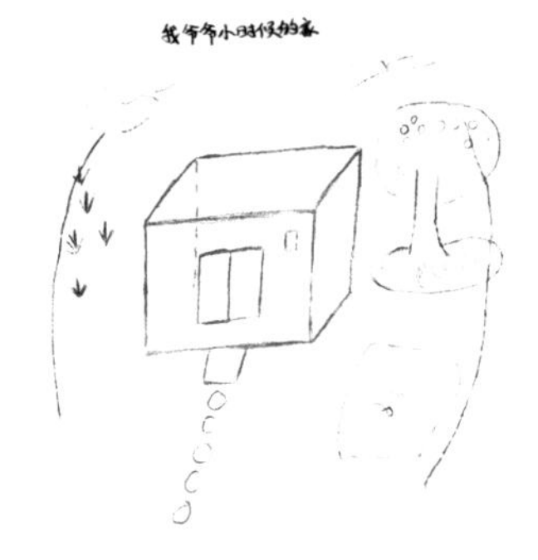
我爷爷小时候的家

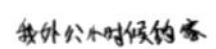
我外公小时候的家

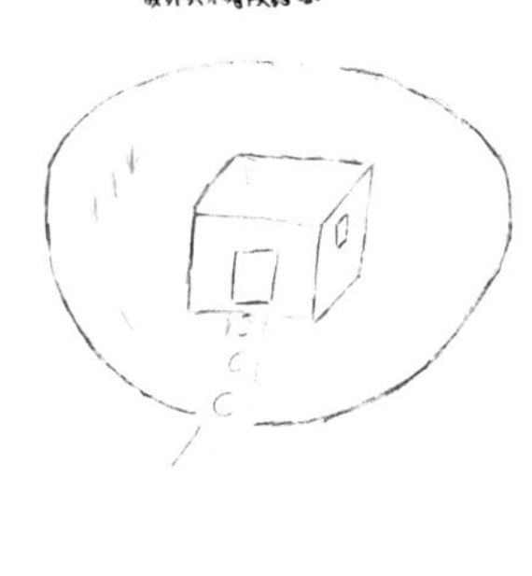

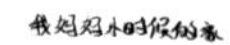
我妈妈小时候的家

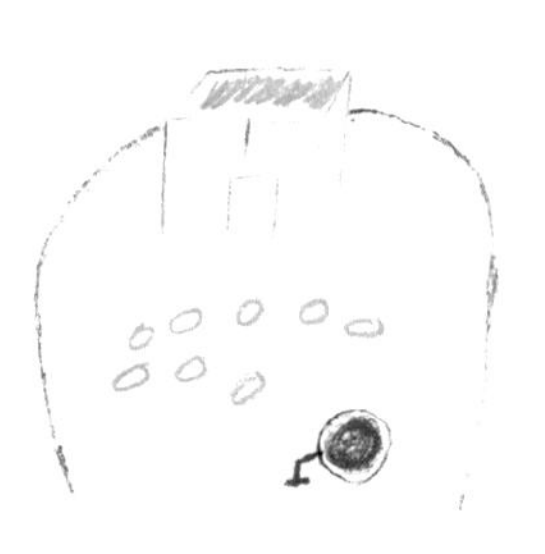

我爸爸小时候的家

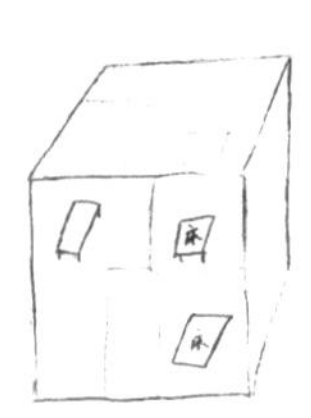
我小时候的家

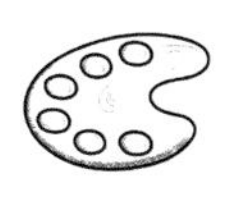

小顏：在我作畫的時候，首先畫了一幅我現在的家。基本上畫的是我現在房間的整體布局，後來我就在想，可能在生活當中，有很多語言和行為都存在這樣的禁錮。我小時候的家和我爺爺小時候的家基本上用的是綠色，可能代表我心中對自己將來的生活還是充滿希望的。

我媽媽小時候的家很簡陋。我小時候的家就在奶奶家前面，房子都很簡陋，房子裡只有三張床，一張是我哥哥的，一張是我的，還有一張是父母的。奶奶的房子我沒有畫出來。我爺爺小時候的家，房子的後面有一棵大樹，天空中飛著一群鳥，周圍還有很多綠色的植物。院子裡有一個池塘，池塘裡面有魚在游，房子的後面還有石頭鋪的小路。

我外公小時候的家在一個很破的院子裡面，院子的周圍種了很多小花、小草，因為外公很喜歡這些。房子的前面也是用石頭鋪的小路，可能這是在我潛意識裡外公小時候的家的樣子。我在都市長大，外公家是在鄉下，我只是偶爾回去，留下的印象大概也只有這些了。

我媽媽小時候的家，因為媽媽家姐妹很多，家裡很窮，院子很大，院子裡有一口井，我只記得小時候我特別愛去那裡玩，在井口壓那個裝置，把井水壓出來，這也是我媽媽小時候的家給我印象很深的地方。

下面是我爸爸小時候的家，家前面有一條小河，河水很清澈，院子裡有一條小路直接通往那條小河，房子旁邊有很多綠色的植物。

韋老師：妳好，小顏，妳可以說一下妳是一個什麼樣的人嗎？妳覺得妳成為今天這樣的人，與這個家有什麼樣的關係嗎？

小顏：我在回顧我這幾幅畫的時候，我發現大部分是用綠色和一些線條組成，感覺我在平時的生活裡的確過於嚴肅，不是特別靈活，不管做什麼事情都中規中矩，沒有那種突破自己的勇氣，這是我透過重看我的畫對自己的認識。

別人都說我很活潑，現在看來，我覺得自己的性格還是很保守的，但又特別不喜歡那種框架。我願意去打破一些常規的東西，可能跟我小時候這種規矩特別多，但是反抗又特別嚴重的情況有關。當然，我對認定了的東西也會非常執著，不達目的誓不罷休。同時我又是一個很善良的人，我很願意幫助周圍的朋友，這也使我獲得很多的友誼。我爸爸小時候生活的家——也就是我奶奶的家——兄弟姐妹比較多，家庭條件也不太好，所以生活很節儉。我的父母都來自農村，都非常勤勞、樸實。所以我的性格也是比較踏實的，但內心深處又不太願意去守一些規矩，特別想打破那些框架，表面上比較守規矩。

我對自己的性格還是非常滿意的，父母身上樸實的特質也都遺傳給了我，其他就沒有什麼特別的了。

朋友們對我的評價是很活潑、很善解人意、情商很高，很容易知道對方想要什麼，而且能夠及時滿足對方，因此朋友也很多。

韋老師分享：小顏的分享很可貴的是，她一開始一直在描述自己的作品。在繪畫藝術治療中，身為諮商師，會引導來訪者在分享時盡量做客觀的描述。但是同樣也看到一個現象，她描述的整個過程中，對諮商師來說，又很難抓住她的一些點，於是我就問了下面的問題，讓她發現自己與這些畫的關係是什麼。

【韋老師手把手教學：關於意義的話題】

我們在分享的過程中，要去思考意義的話題。為什麼要做繪畫藝術的療法呢？為什麼要作「我的六個家」呢？正因為它可以讓我們解釋過去，這就需要有一個解釋的系統。因為每個人做了一件事情後，都會給自己一個解釋，在這個解釋裡面，就包括了歸因、我們的認知和我們的態度，這是不容小覷的。歸因決定人生，認知決定行為，行為決定現在、決定未來。因此每個人都要對自己的過去有一個解釋的系統，這也意味著要去釐清過去，不帶著任何包袱來經營現在。在解釋好了過去的前提下，才可以建構好現在的我，包括我的婚姻，我的家庭，我的價值觀。那麼我們看到的，很多所謂有問題的關係和有問題的人，都是因為首先沒有解釋好過去，所以沒有辦法建構好現在。如果我們沒有建構好現在的我，或不知道該如何

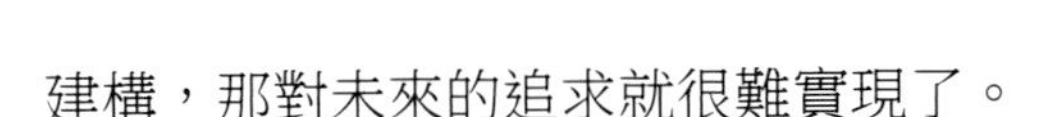

建構，那對未來的追求就很難實現了。

每一個生命都像浩瀚宇宙中的星星，我們來到世上，就是要像星星一樣閃閃發光，劃過天際，劃過宇宙，不白來一回，這也是我們來到這個世界的意義之所在。因此，我們對過去的解釋、現在的建構以及對未來的追求，就顯得非常重要。因此大家透過這個方面來看，繪畫療法裡有相當一部分是在解釋過去，還有一部分是在建構現在，以及追尋未來的意義。因此「意義」這個話題，在這裡顯得尤為重要。繪畫治療和文化心理學是沒有辦法分開的，一種是媒介和過程，而另一種是內涵和目標。因而大家會發現繪畫的過程就是隱喻和象徵的過程，而這又恰恰是文化的內容。

分享者 3 小朱的作品：

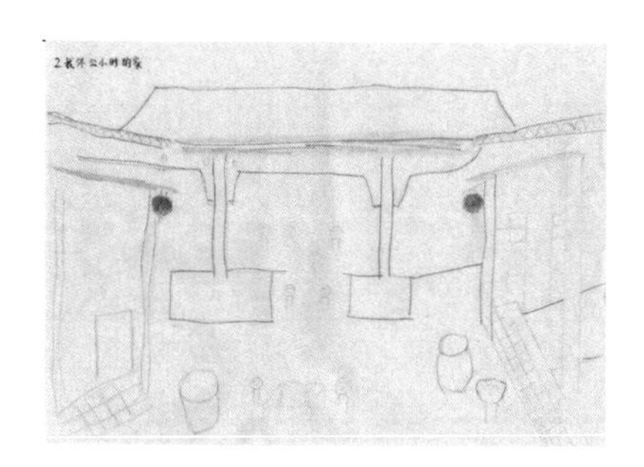

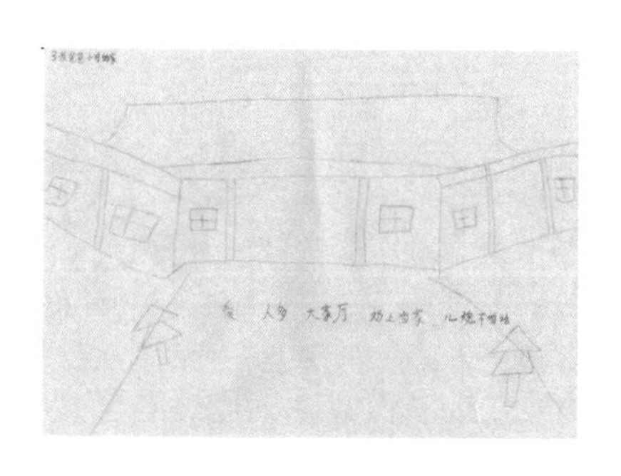

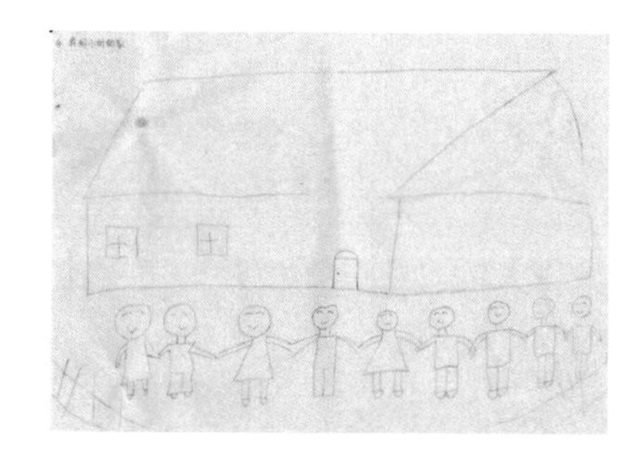

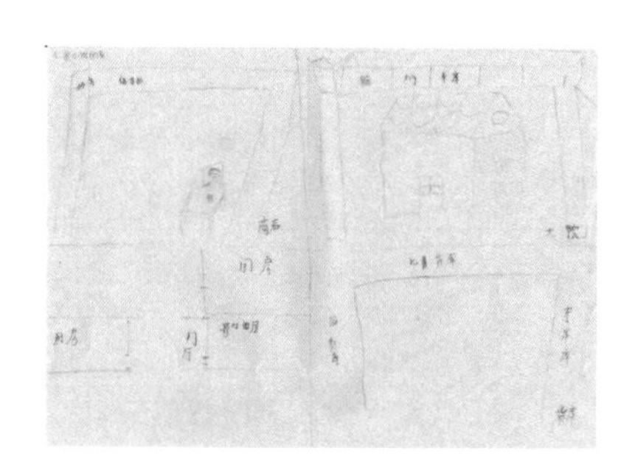

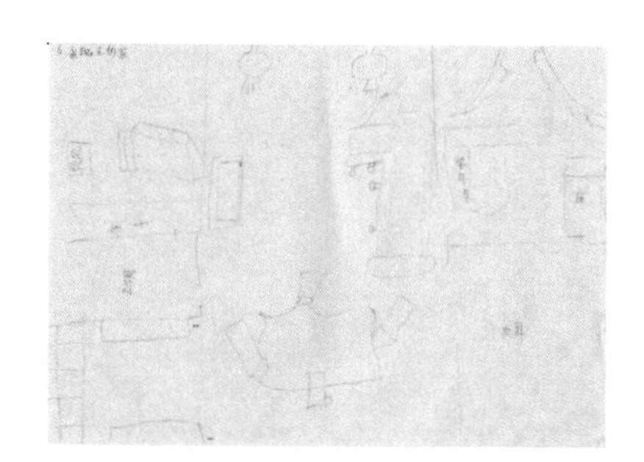

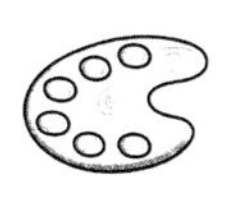

小朱：第一幅是我爺爺小時候的家，這幅畫是空白的，因為我沒有見過我的爺爺，也很少從和爸爸的交流中聽其提到爺爺，就是我的親爺爺。所以我對爺爺小時候一無所知，只能是一片空白。

第二幅圖是外公小時候的家，我外公是一個地主家的兒子。他們家是一個大庭院，院子很大，人也很多，有做工的，有坐在那裡喝茶的，程度有限只能畫成這樣。柱子上面有一些類似小燈籠的東西，是一種燃燒煤油或其他燃料的小燈。

第三幅圖是我爸爸小時候的家，那個家給我印象最深刻的是，由於爺爺去世之後奶奶改嫁了，在這個大家庭中，人特別多，奶奶當家，後爺爺帶過來的兒子和兒媳都不聽話。然後，老一輩的兒媳一直想當家，但未能如願，現在這個兒媳已經 85 歲了，但在她的心中，還是無法接受奶奶，現在好像那個兒媳已經搬出去住了。現在爸爸的家是非常非常融洽的，大伯、叔叔每次回去，都是要去探望奶奶的，奶奶雖然 94 歲了，但是不糊塗，在她生活的那個年代，她算是一個有學問的人，我們每次回去都很開心，奶奶會給我們很多好吃的東西，經常摸著我們的手臂、手，因為她的視力越來越差了，所以只能透過觸覺來感知我們。

第四幅圖是我媽媽小時候的家，我媽媽有 9 個姐妹，我還有 6 個舅舅和兩個阿姨，舅舅和阿姨們都非常相親相愛、團結，從我出生到現在，我們這個家庭都是這個樣子的。

第五幅圖是我小時候的家，我很愛我的家。因為這個家是我爸爸和媽媽經過艱苦奮鬥創造的一個愛的港灣。這裡面一共分了四個小部分，左上角的第一部分是商店。我家有兩個孩子，我和哥哥。爸爸覺得那個年代賺的薪資太少，所以就辭去工作，開始經商。右上角那幅圖是我們家大院，中間是我們的住宅，這個圖是我們家院子的一個小規畫圖。左下角放的這個圖是我們家的住宅，分別是客廳、我的閨房、哥哥的房間、廚房、爸爸媽媽的房間，還有一進屋的玄關。右下角畫的是一個倉庫。因為媽媽很愛花和草，也很愛種樹，但是這三面都變成了倉庫，媽媽只能在花盆裡種許多花，我們家的花最多的時候有三、四十盆，而且很多花都是一年四季常開，到現在也是。

接下來和大家分享我現在的家，我現在的家是三房一廳，我和老公一間臥室，孩子一間，還有一個次臥也可以當成讀書的地方，還有一個廚房，餐廳和客廳是相通的。我看到這幅圖的感覺是，我應該給孩子更多的愛，但沒有在這幅圖中顯現出來，可能這也是我自身缺少的一部分吧！

韋老師分享：大家注意到小朱最後面分享的話了嗎？因為前面跟大家提過，每個人分享時，一開始說的話、中間說的話和最後說的話中，都是有一些訊號的。她最開始並沒有把爺爺和外公做對照，而外公這邊又有人在喝茶、又有大院。奶奶改嫁之後也沒有被認可。說奶奶、媽媽到自己這一代，可以說是文化的遺傳、文化的延續。到後面她說到和孩子的關係，我想這裡還可以有更深入的談論話題。

【韋老師手把手教學：分享中的現象】

我們要理解一種現象，就是當分享者自己還沒有準備好時，我們應該怎麼去對待。比如，以前有一個來訪者，在諮商室會跟我說很多內容，但我感覺到他其實沒有真正地深入，等到諮商了兩、三次之後，才會坦誠地表達內心。對這樣的情況，我們也是要理解和耐心等待的。

一開始提到繪畫治療技術的一個很大的優勢，就是能很快地開啟來訪者的心門。你會發現，他在繪畫的時候是開放的，但到了分享的時候，可能又會慢慢地封閉自己。前兩位分享者就出現類似的情況，那我們就要去理解和接納。因為很多人會不太方便在一個公共的場所分享自己的隱私，我們需要尊重這樣的分享者。

本節介紹的技術，引出的許多話題都是比較隱私的，當分享到最後一部分自己的家時，許多人有不太敢碰觸的東西，這是非常常見的現象。諮商師需要的仍然是對來訪者的尊重和共情，當他願意敞開心扉，碰觸更多、更深的情節時，我們再來聽他的分享，再來探討更深層的東西。在團體活動中也是一樣，當來訪者還沒有準備好在團體成員面前展現自己時，諮商師可以和來訪者單獨交談，在他願意對諮商師個人談論自己的情況下進行。

不過大家還應該知道，分享不是請分享者一個人講完就算了，我們在來訪者分享的過程中，要和他有一些互動，我們是可以詢問的，把我們的疑問變成語言表達出來，或談談聽了來訪者分享後的感受，還有畫裡面來訪者沒有分享到的，我們感興趣、有疑問、不明白的地方，都可以和來訪者進行溝通。

在本書前面，我有提到過分享畫的幾個視窗，在這裡我再強調一下諮商師的視窗這個角度。有時候，因為諮訪關係的建立，或者來訪者對問題習慣性、本能性地逃避，在畫裡面，來訪者無意識開放的空間特別大，涉及的問題也很多，但用語言開始分享了，來訪者又開始在意識層面去迴避，能主動談到的就開始有意無意地減少。這時我們可以根據情況，適當擾動一下來訪者的談話，看看從諮商師的視窗看到的問題，提示給來訪者後，來訪者是否能意識到，是否願意分享，是否能談得更深，這就是在概述裡我說到的，把畫裡面的線索當作諮商進行的指導方向。

因為在畫裡面，諮商師可以比面談更迅速、更直觀地看到更多的層面，把這些層面和來訪者的分享結合，就能讓諮商快速地獲得效果。就猶如在諮商最開始的時候，我們和來訪者的關係是一點一點建立起來的，今天談到這個事情，處理了這個情結，明天說到那個關係，疏通了那種情緒，都是一個一個的點，點多了，慢慢成了一條線，然後整合成一個面，最後才形成一個立體的認知。諮商中繪畫技術的運用，就是一下子能看到很多的點，在來訪者分享的過程中，這些點涉及得越多，諮商師和來訪者的關係就越緊密，就能更快速地開啟來訪者的心門。所以在分享時，我強調的那些不同的視窗，能在不同的時候綜合運用，達到事半功倍的效果。

在學習的過程中也要思考，不僅要了解自己畫了什麼，怎麼分享，還要思索如果我是這位分享者的諮商師，我會怎麼做，怎麼互動，我能發現什麼。

第六章　此時此地技術

一、理論基礎

此時此地是存在主義理論中的一個重要思想，我們也要足夠客觀地去描述自己所處的環境，這是做到真正此時此地很重要的一點，這是一種客觀觀察的能力，所以要去審查自己的描述中是否加入了主觀意願。

在諮商中強調此時此地的重要性，是為了時間和空間連續性和間斷性的統一，很多來訪者有意無意地割裂這種統一，無法看到他們所經歷事件的過去、現在和未來的連續性，只看到過去，只想到未來，不能看到現在。諮商師的任務就是把來訪者只看到過去和未來的目光，轉移到現在，關注到此時此地，讓來訪者明白，他們在現實生活中所經歷的事件，總是發生在過去的它時它地，演化到現在的此時此地，再發展到未來的當時彼地。身心健康的人，總是能將事件的過去、現在和未來連結起來，知道現在是由過去所決定的，而未來由現在決定，要改變未來，得關注此時此地，從現在改變，從現在做起。

此時此地這項技術與繪畫治療相結合，也就是要來訪者關注當下此時此地的環境、關係、感受，再加上藝術的表達。

本節理論基礎由現象學、存在主義哲學、心理學治療、藝術療法等相結合，還有科學的繪畫療法流程的指引。

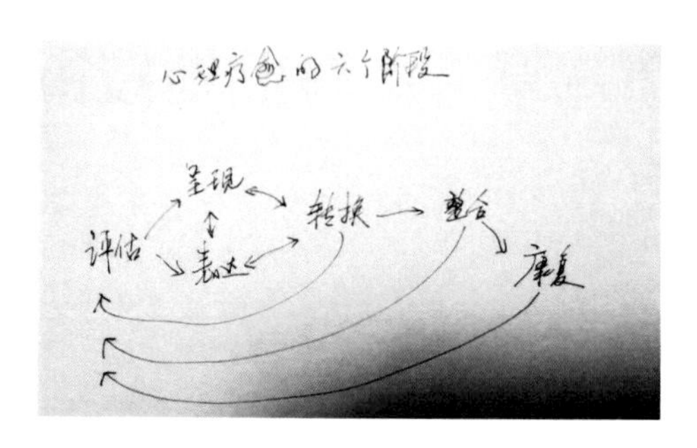

我們在做一個藝術表達的過程中，有沒有科學性的階段呢？是不是整個過程都沒有章法呢？僅僅是來聽課的人進行作畫，然後分享，再說話，再分享？其實是有規律可行的，如上圖所示。這個圖更符合藝術表達的過程，用此圖來對應前面所講授的內容：

第一步，評估。請來訪者作畫，就能透過畫，看到他問題的深度、廣度和問題的類型，然後評估來訪者問題的來源以及他需要解決的、想要解決的方法。

第二步，表達。對畫做分享：畫中是什麼場景，有什麼人和事物，畫的是什麼時候，發生了什麼，為什麼會發生，感受是什麼……等。比如用語言或幾句話，請來訪者寫下對這幅畫內容的表達。

第三步，呈現。來訪者分享完後，根據此時此地的感受，再畫一幅畫。呈現還有一種情況會在團體活動中發生，就是其他成員聽了分享以後，畫一幅畫來表達心中的感受。呈現和表達是可以互換的，表達後呈現，呈現後又表達，反覆相互地發生作用。本節以後，需要大家思考藝術繪畫治療的科學流程，當呈現和表達循環出現後，就會達到一種水到渠成的效果。一開始我們是沒辦法影響一個人的認知的，一個帶著心理問題來尋求幫助的人，需要與自己的問題同行，然後慢慢去成長，去體驗愛，去發掘愛，然後滋生愛。

第四步：轉化。在呈現和表達產生互動作用以後，轉化也就會自然而然地發生，使其原本對事物的看法發生了轉變。需要說明的是，在藝術繪

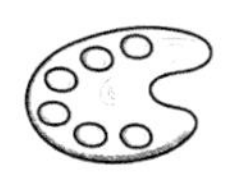

畫治療過程中，不是簡單作一幅畫就可以呈現清楚的，是需要不停地呈現和表達，經歷「呈現—表達—再呈現—再表達……」反覆互動後，才能自然產生轉化的階段。

第五步：整合。在不同的方面、多個點上都產生了轉化，最後也形成了下一個階段—整合。將內在感受的表達與畫中呈現的內容，以及產生的轉化效果進行內部整合。

第六步：康復。整合後再過一段時間，心理問題就會逐漸得到康復。人類的心理世界是十分浩瀚的，我們目前也才探索了一點，做心理諮商也不能追求快速、立竿見影的效果。成熟、有經驗的諮商師都知道，心理諮商是一個「走三步、退兩步」的過程，我們不能在一次性和短時間內使來訪者達到康復的原因也在這裡。不管諮商師和來訪者的互動是如何有效，走得有多深，出了心理諮商室，走進現實的生活場景，退化自然就發生了。所以要保持心理諮商的有效性，持續的、一段時間的諮商是很有必要的，這樣才能達到最終康復的效果。

二、此時此地繪畫

（一）準備階段

1. 工具準備：A4 紙、一盒蠟筆或彩筆。
2. 環境準備：安靜的環境，有足夠作畫的空間。
3. 心境準備：放鬆的狀態，全心投入。

（二）操作與分享

本章的案例選自我一次遠端課程中的分享，所以展現的是各個分享者各自的此時此地，故各有不同。

此時此地 —— 環境

指導語：第一幅畫，現在來觀察一下妳周圍的環境，妳可以想像自己是一臺照相機，等我喊「1、2、3，停」的時候，妳的眼睛就眨一下，把妳所觀察到的畫面照下來。好，1、2、3，停！接下來，把妳「照下」的這個畫面畫在紙張 1/4 的地方，有 5 分鐘的時間作畫。分享的方式就像介紹一張照片一樣，介紹這個畫面中有什麼，以及一些物品之間的關聯即可。

分享者 1 作品：

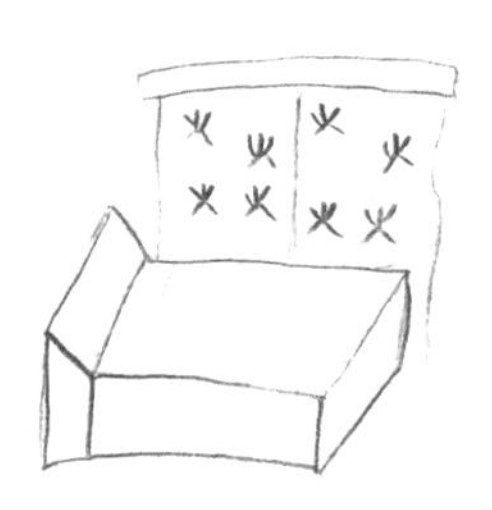

分享者 1 分享：此時此地，在自己的房間中，「照」下的畫面中有床、窗簾、書本，還有一些我的衣物，都是關於自己的東西，內心感覺很溫馨，很舒服，很喜歡家庭這種溫馨的感覺。再補充一點，一些複雜的東西我畫不出來，所以只畫了簡單一點的物品。

韋老師：感謝分享，一個很好的展示。她在第一時間拍下來的畫面，是我們通常說的環境，環境是我們身在當下，周圍的所有事物。一個人對自己周圍環境的覺察能力是一件很重要的事。

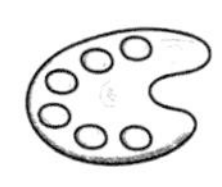

【韋老師手把手教學：諮商中的此時此地技術】

我們在此時此地體驗的能力，是與自己的關係，也是與世界的關係，這是一種非常重要的能力，如果不具備這樣的能力，那我們可能是活在他處的。在臨床諮商中，很多人坐在你的面前，講著他們在其他的時間和空間裡的體驗，卻無法講述當下的感受。

很多時候，心理諮商想產生效果，就是要讓來訪者學會身處當下，在此時此地，當他做到這點時，就可以與時間同行，繼而可以與問題同行。這樣，即使他沒有解決問題，但問題也不再是問題了。關於心理問題，很多時候就是因為我們不在「此時」和不在「此地」造成的。一個來訪者就坐在我的對面，跟我說他與所有人的關係都很好，且舉了例子來說明這一點，但他卻因為人際關係的障礙來找我做諮商，而當我跟他坐在一起談話時，我明顯感覺到他沒有辦法做到真誠，好像中間隔著一道牆，一道用玻璃做成的牆，所以我只能看見他，卻聽不到他心靈的聲音。那這個時候我應該相信他所說的，還是他此時此地所表現的呢？如果我們能把當事人從此地它時帶到當下來，比如我會說：「王先生，你剛才說了好多跟他人的關係，我想問一下，你覺得跟我的關係怎麼樣？你怎麼看待我的呢？」當這樣問的時候，他可能才會表現出一些真實的訊息。可能他會敷衍，也可能會投入，說一些他此時對我的看法。所以在過去一段時間，來訪者來到我的諮商室，我都會問他：「這間屋子裡的環境怎麼樣？」其實這就是此時此地的技術。當他開始關注目前所處的環境時，他就已經開始做到此時和此地了。若當我開始問我的來訪者，如何看待我以及他和我之間的關係時，那麼就把我的來訪者拉進了關係的此時此地。

第一個是環境的此時此地，第二個是關係的此時此地，然後才有第三個，就是心境和心態的此時此地，這是關於此時此地的三個方面。相對來說，第一個方面的此時此地是很容易感知的，因為讓一個人去觀察此時此地所處的環境，這是客觀存在的，只需要簡單描述即可。前面那位分享者剛開始時也做到了這一點，之後的分享也表現出了後面幾部分的此時此地，也表達出了她的感受、心情等。

分享者 2 作品：

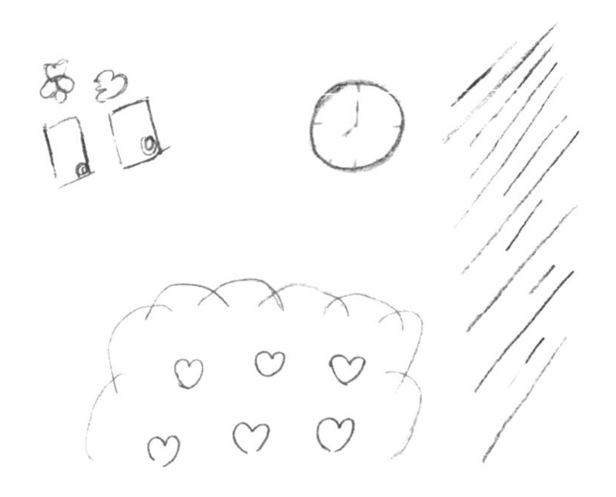

分享者 2 分享：在我的畫中，有一扇門，門上貼著孩子所得的小紅花和獎狀，正前方有一個時鐘，右手邊是窗簾，正前方有一條粉紅愛心的被子，這些都是在我剛才用眼睛「照相」時照下來的，我比較喜歡的物品，它們彼此在我臥室裡構成了讓我覺得很舒適的一個畫面。其實我的臥室看起來要比我畫的亂一些，但是我畫下來的畫面看來還是滿清晰的。畫裡的物品基本上都是寫實的，只有代表時間的時鐘本來是黃色的，被我畫成了藍色，藍色能帶給人安靜，時間像水一樣流逝，讓人更珍惜的感覺。

韋老師分享：此分享者已經相對客觀地描述了自己所處的環境，但實際真實的環境是比畫的更亂一些，因此此時也加入了理想化的成分。分享者對此畫面進行了評價，並提到時鐘的顏色等，這些都是重要的訊號。

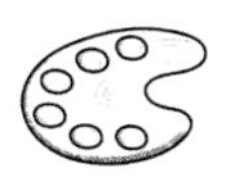

分享者3作品：

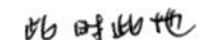

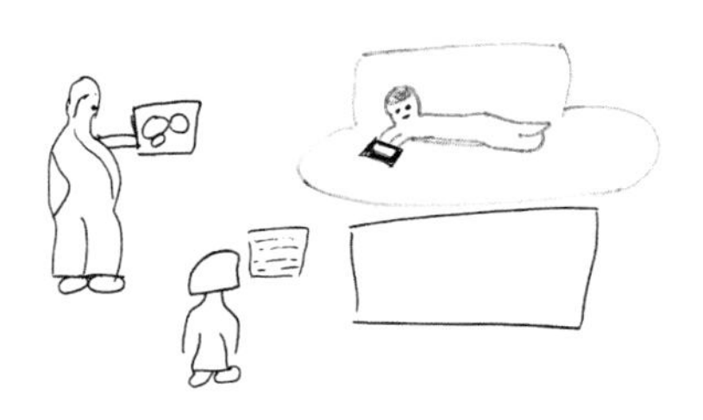

分享者3分享：我的這幅畫中有3個人，我為它取了個名字，叫「屋中有人」。我先畫的是躺在沙發上慵懶地玩手機的兒子，這個姿勢在放假期間時常出現，我對他的這種狀態有些理解，也有些不滿。廚房裡是我的老公，他在洗碗。我對老公有一些感恩也有一些歉疚，也對他支持我進修表示感謝。最後畫了自己，對著報紙、對著顏料在繪畫的場景。在我的圖畫中有理解，有感恩，也有對兒子天天浪費時間的擔憂，但是我相信兒子以後會學會珍惜時間，會做得更好。

韋老師分享：這裡說的繪畫，要求的是此時此地的環境，在指導語中也明確要求大家照下眼前的畫面，然後畫出來，並沒有要求要表現關係和心情。但大家從這位分享者的分享裡可以看到，即便沒有要求，我們還是會把關係和心情拿出來，而不是單獨呈現環境，這就值得我們思考了。

透過前幾位的分享，你是否發現，要真正做到完全客觀地描述，做到真正的此時此地，是很難的一件事。在不經意間，我們就在做出改變，把時鐘的顏色改了，把書本遺漏了，把自己的心情和感受都說出來了。所以，這真的不是一件簡單的事情。

此時此地——關係

指導語：第二幅此時此地的畫，是關係畫，你可以觀察，此時你的關係，和誰是近是遠，有哪些人在你身邊？根據遠近，既包括物理上的遠近，也包括心理上的遠近，客觀地呈現出來，然後變成一幅關係畫，畫中先畫上自己，然後畫別人與你的關係，也是畫在紙張的1/4處。

關係畫分享者 1：

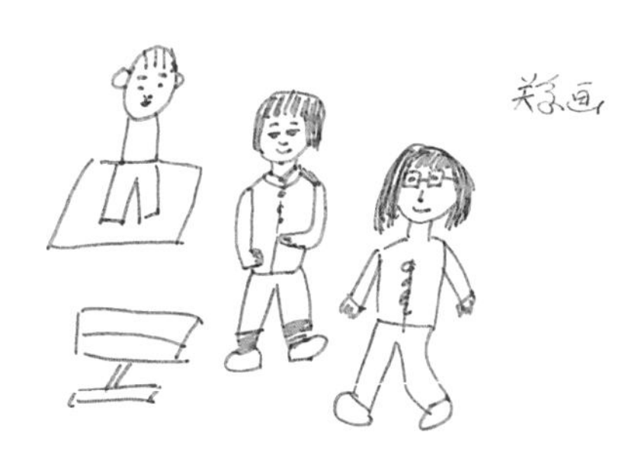

分享者 1：我在中間，現在女兒不在我身邊，但是我想像著她離我很近，在補習回來的路上。關係中另一個人是我老公，在看電視，我畫了一隻耳朵，還有一隻不是沒畫，是在後面，一隻耳朵在聽電視上的聲音，另一隻耳朵在聽通訊軟體中的一些東西。從距離上來看還好，就是一家人各做各的事，對目前的關係還是很滿意的。

韋老師分享：這位分享者基本上能夠客觀地描述她目前所處的關係。另外，我們也注意到了，在作第一幅畫時，有許多人申請進行分享，而到第二幅畫時，相對來說人少了許多，我叫了 3 個人，只有一位有反應。這種現象就是此時此地，這些現象都是這個當下發生的。在我們做心理輔導時，如果一個人進來時，把門推開後又關上，和他進來後沒有關上門，這兩個不同的行為動作，你是否把它看成一種訊號？如果這是一種訊號，那麼它又代表什麼？有經驗的諮商師就會問：「我剛才看見你順手關了門？」然後來訪者就會順著說出一些訊息，這就是此時此地的技術。

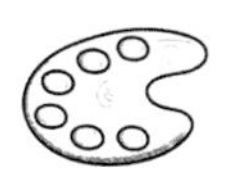

關係畫分享者 2：

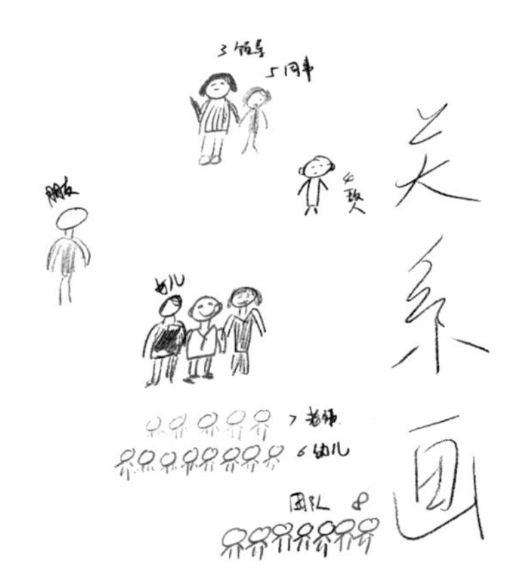

分享者 2：大家好，我的關係畫中，首先是我，旁邊綠色的是我的妻子，粉色的是我的女兒。然後我想到的是一位非常疼愛我的朋友，我用藍色的畫筆，畫在我的左上方。第三位想到的是我的一位主管，我用一種硃紅色的畫筆畫他，因為我非常崇拜他。然後又想到了我所謂的敵人，我用黑色的畫筆畫他。緊接著想到第五位跟我關係親近的人，是我的一位同事，他也是主管，站在我主管的旁邊。接下來我畫了幼稚園一群粉色的孩子，然後又想到了教孩子的老師，因為我特別崇拜我的老師，所以我把他畫成了我特別喜歡的淺綠色。最後想到的是跟我關係密切的一個團隊，在這個團隊裡，讓我找到了自信，找到了熱情和擔當，我也希望我的團隊可以時時陪伴我。這些就是我關係畫的內容。

在我畫關係畫時，除了畫的內容，我還想到了許多，但是我強迫自己不再往上畫了，因為畫上的內容已經夠多了。我的分享完畢。

韋老師分享：這位分享者談到他還有一部分，是強迫自己沒有畫上去的部分。如果在實際的個案諮商過程中，我們就可以繼續討論他未畫的這部分。

此時此地 —— 感受

指導語：第三幅此時此地的畫，即你此刻的心情，你現在有怎樣的情緒，有怎樣的態度，有怎樣的感受，有怎樣的看法，你都可以畫出來，可以畫在紙張的另一個 1/4 處。

感受畫分享者 1：

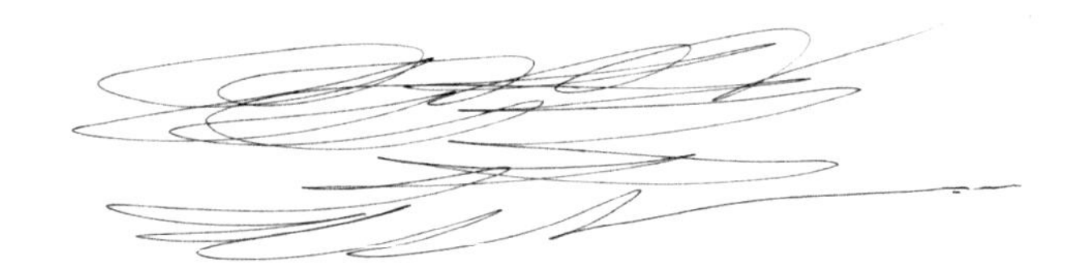

現在我的心裡有點亂糟糟的，剛才在老師的引導下作了環境畫，因為坐在窗戶的旁邊，所以我畫的是窗戶的景色，感覺我沒有在當下。而且，在畫第二幅關係畫的時候，也沒有畫出我所有的關係，所以此時的心情非常亂。因此，我選擇了灰色的畫筆，畫了一些類似海浪的東西。

韋老師分享：我們發現，要我們做到真正的此時此地是很困難的，因為我們很難做到客觀。我們經常只活在自己的世界裡，這也是問題所在。我們不能與時間同行，也不能與問題同行。我們常常只愛關注自己，但是關注自己的時候又並不是關注當下的自己。所以，很多心理問題的根源就在於時間差和空間差。

舉例

有一個 11 歲的小女孩，她的父母分開了，這種分開不是和諧分開。爸爸要離開，但是媽媽不願意，小女孩便幫媽媽去留住爸爸，她抱著爸爸的腿挽留，爸爸卻把她推開。這樣的經歷，讓小女孩長大以後，在潛意識裡留下了一種被拋棄、不被喜歡的自我意象。等到她長大成家、有了自己的小孩之後，她的心中仍然有這個創傷。如果我們為這個來訪者做諮商，就需要幫助她在此地回憶起它時的情景，回到 11 歲時的那個時間和空間，如果不能幫她把那個時候的小女孩帶出來，那麼她也很難走向未來的路，很難真正快樂起來。

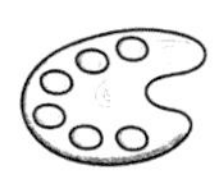

【韋老師手把手教你：感受此時此地是一種能力】

起初，我們做這樣的藝術繪畫治療，是在藝術的表達過程中，與時間、空間做一些轉換。本章此時此地這種技術，也是幫助大家考驗自己此時此地的能力。在此時此地這個技術的分享過程中，很容易出現的情況是有很多來訪者表示，要真正地做到此時此地非常難。這是一個普遍性的問題，我們很難純粹地關注當下，人的一個時間點的狀態，總是此時此地、此時它地、它時此地、它時它地纏繞在一起的，所以很難做到客觀對待身邊的事物和人，身邊的事物與你不會形成良好的關係，更不用說與更加複雜的人了，所以要練習加強此時此地的能力。社會學家說：「人有三態，生態、事態、心態。」這正好也與我們此節中畫的三幅畫對應。記得曾有人問我什麼是好的婚姻，好的婚姻就是，男的做一個真正的男人，女的做真正的女人，這樣就行了。其實，這就是一個此時此地的技術，就是當你在做什麼時，要投入做這件事，做到此時此地，那麼不管是婚姻中的關係還是其他的關係，都能處理好。

此章關鍵詞，與問題同行，與時間同行，此時此地，此時它地，它時此地。記得在《西遊記》裡面有一個場景，孫悟空到菩提祖師那裡學藝，過一段時間，師父就會問孫悟空：「你來多久了？」孫悟空回答：「不知道，只記得山上的果子熟了多少回，每次果子熟的時候，我都會去好好地吃一頓。」這是他獨特的、對待時間的記憶，是用一種實實在在的體驗來感受的。很多人只用鐘錶來記憶時間，並且回憶著過去，期盼著未來，就是不與當下的自己連結，因此總覺得時光飛逝。古代神話故事中，神仙與人的差別，主要在於時間的差別。神仙是自在的，是體驗當下的，所以祂們的時間很長，也很會享受，而人類呢？卻是相反的。這也是為什麼神話故事中說，天上一天，地上一年。

做心理諮商時，用藝術繪畫療法的此時此地技術，就是要來訪者覺察到自己是誰，自己在哪裡，與自己同行，與時間同行，與問題同行。當來訪者真的可以與問題同行時，那麼問題對來訪者來說意義就已經變了，解決問題並不是諮商師需要做的事情。

當來訪者告訴我們，家中有人去世，感到悲傷，或其被人強暴了，受到嚴重的創傷，遇到類似的情況，諮商師可以做什麼？我們要做的就是讓其知道自己在此地，讓其感受自己在當下，自己的心在當下，我們會說：「我和你在一起。」那麼此時此地技術就是一面很亮的鏡子，可以讓其看到自己。

本節中的練習和分享，都是對此時此地能力的訓練，這樣的訓練可以幫助我們減輕許多症狀，緩解許多原本看起來很嚴重的問題，是具有非常大的實踐意義的，能開啟當事人的成長之路。

此時此地 —— 問題

指導語：從出生到現在，你覺得一直有個問題沒有解決，如果這個問題解決了，你的人生會釋然很多。所以，現在我們就要畫「我的問題」。如何呈現這幅畫，全憑你的自由。若你覺得小時候被同輩們欺負，你想報仇，你可以畫下來報仇的場景；若你覺得你有一種強烈的憤怒沒有表達，可以在畫裡表達出來；若你覺得從小到大是沒有被愛的，你渴望被愛，也可以在畫中畫出來。

問題畫分享者 1 作品：

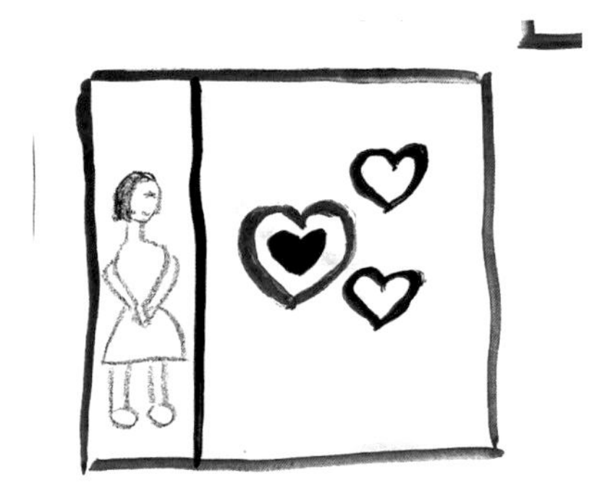

分享者 1：它表達了我在家庭中好像從來都不知道自己該站在哪裡？那個黑色方框裡面的小女孩是我，是我國中的時候，最喜歡、最滿意的我自己。下面大一點的方框裡的那個心，實際上它是紅色的，但不知道為什麼後來就畫重了，外面的那顆心是爸爸的，藍色的。剩下的兩顆心，一個是姐姐的、一個是妹妹的。從很小的時候，我就在這個家裡找不到位置，總覺得爸爸、媽媽、姐姐和妹妹他們四個人，如果沒有我的話會很幸福。我在家庭裡並沒有受過什麼嚴重的創傷，相反，父母也很愛我，可是我不知道為什麼，老是找不到自己的位置，這也是我一直很困惑的問題。我也能感受到父母以及姐姐和妹妹對我的愛，但總感覺他們好像從來沒有理解過我，我很孤單，而且至今我也不知道為什麼會有這樣的感覺。

韋老師：下面請妳畫一幅畫，主題是愛，用不同的色彩去塗它，不需要場景，只需要把它塗出來就好了。其他學習成員也可以把你們聽了剛才這位分享者的分享後，帶給你們的感受畫下來。心疼、觸動或憤怒都可以，把它用畫表現出來。注意，用色筆，彩筆！

回饋者 1：我對剛才分享者的感受是敏感、細膩，好像有些搖搖欲墜的感覺。但是要讓我畫出這種感覺來，似乎有點困難，可能繪畫程度有限，我不知道拿什麼來形容這種感受，所以就寫了點表達心情的話。

回饋者 2：剛才對於分享者的感受是，她是非常矛盾的，非常糾結的，而且有一點嫉妒心。所以我在中間畫了一個小人，這個人的頭腦裡還有兩個小人，她們在打架。一個想要靠近，但另一個想要躲避，她似乎是在責備這個家庭環境帶給她的不安定。一方面，她想要靠近父母和姐妹，但另一方面又覺得本應該獲得更多，但是所處的環境是不允許的。所以說她非常糾結，非常矛盾。

分享者1繼續分享「愛」的主題的畫：

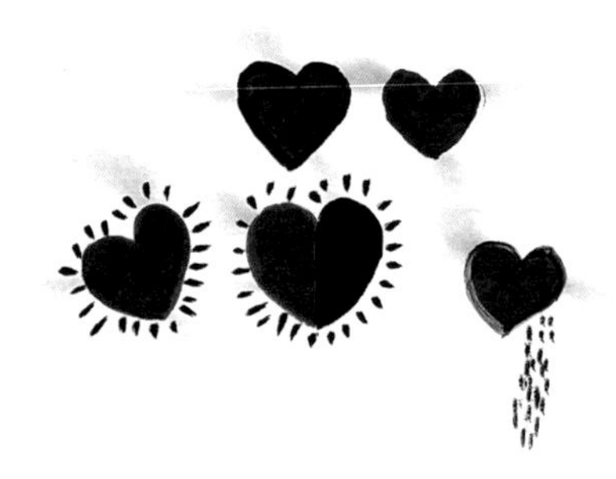

分享者1：在這幅畫中，其實我表達的還是家庭關係的一幅畫。那個紅色的、外面有黑色框的是我的媽媽；藍色的是我的爸爸；下面一半紅一半黑，還有橘紅色的，是我的姐姐和妹妹；最後那個綠色的、有黑色的洞，裡面有紅色的血流出來的，代表我。在姐姐和妹妹的心外面的部分，我想表達的是，愛也是有刺的。在這種家庭關係中，我要時時猜測母親的心意是什麼，姐姐、妹妹的心意又是什麼。所以這讓我覺得很累，也很受傷，因此我表達的愛是有刺的。最讓我感覺輕鬆的是父親，所以用了藍色來畫，他讓我覺得很平靜。當韋老師請我畫關於愛的圖畫時，我一時不知道該怎麼表達，最後畫了這個，但是在那一剎那，我不知道愛是什麼，它讓我很困惑。

韋老師：妳可以回答我剛才提的兩個問題嗎？

分享者1繼續：當聽到別的老師表達時，感覺我們有些共同點，他們都在積極地引導我，但同時也在隱瞞自己的真實感受。當韋老師要我分享時，我既想參與進來，又想隱瞞自己，所以不知道該怎麼回答。但最終我還是覺得應該敞開自己，應該正視自己，面對現在的自己。

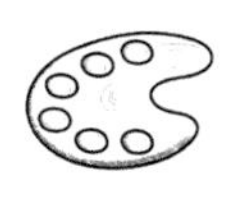

韋老師：非常棒的分享。首先，妳非常真實地表達了出來，當妳聽到他人的回饋時，也說出了自己的感受。所以，這種表達非常勇敢和真誠。其次，妳非常真誠地表達出了被我點名分享時的內心衝突，這種衝突的背後，有一種恐懼感和勇氣，當這兩者衝突時，也正是我們互動的時候。對於他們，也許妳有一種憤怒，因為他們沒有把自己的心拿出來，但是妳又很快理解了，所以又產生了一點內疚。

下面我想談一談我看到的現象。我為什麼要問妳這兩個問題呢？因為我發現一個現象，妳在說無論妳怎麼努力，妳都感受不到家人對妳的愛；無論妳多麼想融入，妳都沒辦法融入；無論妳多麼渴望，妳也不敢靠近那個長了刺的心。這是妳描述的真實和體驗到的真實，它未必就是真實的，但從某種意義上看，它也是真實的。剛才當我試圖幫助妳的時候，我帶領著五百個人向妳表達愛，但妳以接電話為由離開了。我描述一下妳的感受，妳的內心很不爽，但如果我直接表達給妳聽這種感受的話，我心裡又有一種壓力，這會不會為妳帶來內疚感呢？妳對於愛，是既想靠近又想拒絕的，當我帶領那麼多人去表達愛妳的時候，妳卻去接電話，給我的感受是，妳真的準備好了，想要獲得愛嗎？好的，如果妳願意的話，希望妳可以回應我。

分享者 1 繼續：是繼續分享我的畫，還是我的感受？

韋老師：妳對我剛才說的那段話的感受。

分享者 1 繼續：你剛才說的，的確說到了我最根本的問題，也是我需要面對的、解開的，是急需看清自己的地方。你剛才說的，我之前也能隱約感受到，但沒有人能明確指出那一部分，所以剛才我在聽的時候，忍不住流眼淚，我知道是我需要面對的，但是沒有勇氣面對。你說我非常恐懼，是真的，我渴望愛，但是我又覺得不值得擁有愛，我今天只是想表達，不是想要指責，或者發洩憤怒⋯⋯我現在真的不知道該怎麼表達自己，心裡突然「咚」的一下，空出來了一塊。

韋老師：這位分享者的經歷一定要她自己去面對，我之前也會犯這樣的錯誤，主要是在親密關係中犯的錯。真正的愛是尊重，是靈魂自由的，一定是靜待花開，但我們可以帶給別人支持，真正的像太陽一樣，源源不斷的溫暖，這種愛只要是發自內心的，哪怕你只是站在那裡，對方都能感受得到。就好比一個愛花的人，無論花是否在你面前開放，你內心想到花，都是喜悅的。

韋老師分享：分享到這裡，在這位分享者的潛意識中，已經接收到某些東西了，已經有了一定療癒的效果，但是成長是慢慢來的，需要與問題同行。本章主題，此時此地，也正是引導我們在此時覺察自己，她已經做到了。

我常常在課堂上提到一種人，我把他們叫做「手拿幸福尋找幸福的人」。這種人很多，都表現得不幸福。還有一種以痛苦為幸福的人，這種人是不會獲得真正的幸福的。這樣的人總會保留一個證據，證明他就是受害者，這種痛苦正是證明自己是受害者的方法，以德報怨比恩將仇報往往帶給別人的傷害更深刻和長遠。此時的思考：我們真正愛了嗎？不要急於拿走別人的「禮物」，還要看有些人是靠什麼活著的。

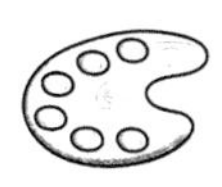

問題畫分享者 2 的作品：

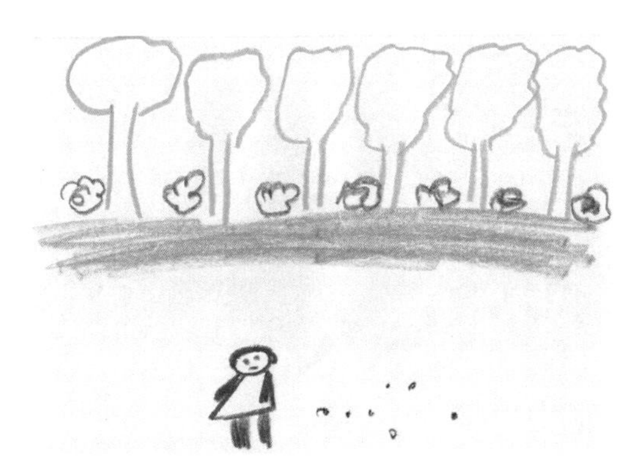

分享者 2：我的這幅畫，畫完後也很有孤單的感覺，我在遠處畫了一排綠色的樹，樹下有很多紅色的花，再往下是金黃色的麥浪，再往下是一個穿紅色裙子的小人，她在地上坐著。雖然整個畫面的風景很好，有紅花、有綠樹，風吹麥浪，一派豐收的景象，但這些景象跟她又有什麼關聯呢？小人的旁邊是幾個黑色的點，代表幾隻螞蟻，只有幾隻稀疏的小螞蟻陪伴著她，所以說，這個人很孤單。

韋老師：好的，我們也感謝這位成員的分享，分享的過程中我們就是在不斷地覺察自己，不著急，跟著自己對問題的感受去探索自己。謝謝大家的分享。沒有被要求分享的成員，也可以覺察自己，這是一個「發酵」的過程。沒有勇氣但被要求分享的，最終還是分享了，這就是一次成長的機會；而對於很想分享，卻又沒有被要求分享的，那就覺察未表達出的感覺，覺察這種「發酵」，也是一種成長的機會。尤其對於本章的內容：此時此地，即學即用！

此時此地 —— 心情畫

指導語：前面已經畫了此時此地之環境、此時此地之關係、此時此地之感受、此時此地之問題，現在畫最後一幅畫 —— 此時此地之心情畫。此時此地的心情、想法，然後再用一句話來形容這幅畫。

D 的作品：

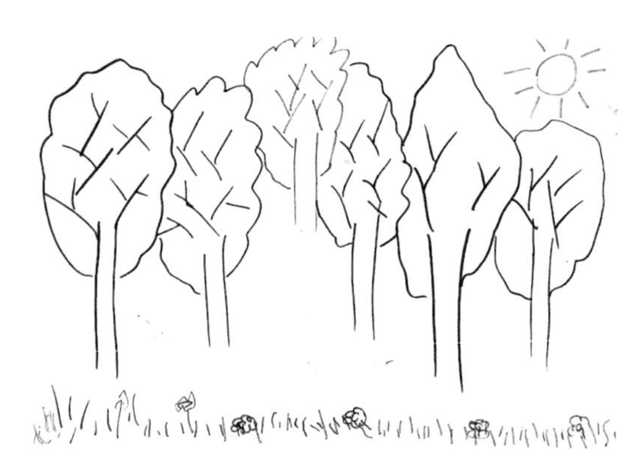

D 分享：我此刻的心情就像畫紙上畫的一樣，有綠樹、紅花，有陽光燦爛。經過今天此時此地畫的表達和分享後，我的心情非常好。

韋老師總結：心理諮商與輔導，是一個高階的人際互動的過程，當事人問題的背後，由過去的事件、物理環境、社會環境、文化、價值、人格、需求等諸多因素組成，而我們此時此地不是要關注過去的種種因素，最重要的是關注當下的關係，當下的變化，當下的物理空間與心理空間。對心理諮商師來說，此時此地是諮商中一項重要的任務，對來訪者來說，此時此地是學會面對現實和自己，是重要的成長過程。從內心體驗此時此地，此時此地的環境、關係、感受、問題、心情，不留戀過去，不害怕未來，把一切都放在當下，問題才能得到真正的解決。

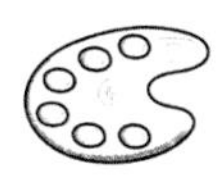

第七章　拼貼畫

一、什麼是拼貼畫？

拼貼畫（Collage），是畢卡索、布拉克（Georges Braque）等人所創的現代美術繪畫法之一。日本的 Collage 療法是森谷寬之在箱庭療法（沙遊療法）的啟迪下，於 1987 年 5 月開發的。箱庭療法是非常有效的療法，但需要準備沙盤和沙具等裝置。為了能在沒有裝置的情況下也能進行心理治療，森谷提議用平面繪畫和相片代替立體的玩具，進而開創了 Collage 療法。方法雖然非常簡單，但應用範圍十分廣泛。現在在日本，從兒童、少年到老年人，從健康者到精神病患者中，都得到了廣泛的應用。

本節的主題是拼貼畫，可能對首次聽到這個詞彙的人來說，更像是兒童玩的遊戲。舉個例子，我們去山裡幫助一些出現心理問題的小孩，但無法隨身攜帶種類繁多的沙具和沙盤，那此時我們就可以利用山上現有的物品，如廢舊的報紙，或石頭、相簿，讓這些小朋友用來做表達，透過拼貼畫製作的過程，可以達到評估的作用，做到心理壓力的釋放和一部分心理危機的干預（intervention，介入；處置）。因此，我們可以理解為，這是日本沙遊療法簡易化後演變的療法。

拼貼畫來源於藝術，藝術又源自於生活。因此這對我們有所啟發，就是所有的心理學技術都並不高深，都不是玄妙的，都來源於人民的勞動。經過後來的演變，把它提升為藝術。

這就好比武術，其中有很多象形的拳術，如蛇拳、虎拳、豹拳、螳螂拳，都源於大自然動物的啟發，形成了一種競技模式。在這個過程中，有一種文化的傳承和積累。不知大家是否看過考古學家的考古過程，當他們在一個地方發現古蹟時，就會提出問題，這是哪個朝代的？除了要知道這個朝代的器皿，還會用方法，在土地上往下鑽，然後看每一個土層，透過土層的厚度可以推測年代。

二、拼貼畫與象徵、隱喻、投射

除了學習如何使用拼貼畫，還要學習如何透過文化符號了解心理世界。我們要了解一個人的內心，了解他的心路歷程、狀態以及走向，是需要有一副「眼鏡」的。那這個「眼鏡」代表什麼呢？就是我們能解讀文化符號，每個人透過一種象徵物，背後所指向的那個東西。所以特別專業的人，一定是掌握一些規律的。這副「眼鏡」可以幫助我們看到人的心靈，看到隱喻，看到象徵背後的真實心理狀態。這就是今天需要學習本章內容的原因。

好比看到一隻鴿子，除了看到以外，你覺得牠還象徵什麼？很多人回答「和平」。但我們再往前追溯一百年、兩百年，牠是不是還象徵著和平呢？也許牠象徵的是訊息，是快遞，或許還有其他。

這裡我們說的文化符號和象徵，也是在發生變化的，如果它不斷變化，那我們如何得知一個人今天的象徵物就是原本的那個象徵意義呢？因此我們要解讀一個心理文化符號，不僅要知道現在它象徵著什麼，還要知道它曾經象徵過什麼，這就像文化的考古，從這個考古中，我們可以一直往前推，便可得出一條線。因此，當有來訪者在沙盤中擺出一隻鴿子，或在畫紙上畫出一隻鴿子，你就不能立即給出這象徵和平的判斷。

象徵隨處可見，象徵物無處不在，在你身邊出現的所有物品，都可以是一種象徵物。就如中醫有一種觀點是：這個世界上所有東西都是藥。以此類推，世界任何物品都是一種象徵物。比如，杯子本身的功能是用來盛水的，但當我把它當禮物送給朋友時，他不會只想到是因為他沒杯子喝水，

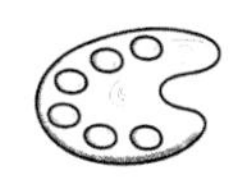

我才送他的，這個杯子必然有一定的象徵意義，比如象徵我希望他如杯子一樣，可以容納一些東西。同樣的，我們在做任何一個動作時，都可能會被理解為不同的象徵意義。我曾去雲南時，在摩梭族那裡，有人問我要不要去「走婚」，怎麼表達呢？就是在晚會的舞蹈環節，當你看中一個女子，你可以過去牽她的手，然後用手指摳她的手心，如果她給予一樣的回應，那就表示同意。這就已經提升到動作的象徵了。所有物品也包括動作行為，它除了有所指的那部分功能，還有其他功能，且一個物品代表的內容很多。不同情況下，不同時期內，同樣的物品也許其象徵意義也不一樣。

從物品到行為，都可以如此理解，從行為還可以推至語言，都包含象徵和隱喻。

有學員會問，隱喻和象徵有什麼差別嗎？隱喻通常是指小範圍內的，而象徵是指廣義的範圍。比如妻子只要把花放在床頭，丈夫就知道，今晚會有浪漫的事發生，這便可以理解為隱喻。春節前夕我們都要貼春聯、貼福字，有人會把福字倒過來貼，其中含義大家都知道，這就可以理解為象徵。因此，兩者有廣度和深度的不同。

一些行為，它的發出者和接受者之間的理解和意義是不同的。為什麼現在社會中人與人之間會發生許多誤會？一個男性正彎腰綁鞋帶，而前面的女士認為他是想偷看她，因此產生了誤會，甚至造成更嚴重的後果。可見，所有的誤會都來自象徵和隱喻；所有的誤會也來源於我們沒有戴上一副可以考古的「眼鏡」，一副可以直穿心靈的「眼鏡」。所以學習繪畫療法，就是給來訪者一個所指（signified）的物品或媒介，讓其把那些東西的能指（signifier）部分表現出來。

因此我們要對文化心理學、對象徵和隱喻背後的符號有系統的學習和了解。當你對這些內容還不夠了解時，就會出現投射，即「我以為是那樣的」，其實只是你個人的看法，強加到他人身上。那該如何做到避免投射或盡量減少投射呢？那就需要對文化符號的知識系統有清晰的了解和掌握。

在語言方面也存在著許多隱喻和象徵。比如我小時候，冬天很冷，我跟媽媽說「好冷啊！」媽媽就會說：「那就鑽鍋子底下去吧！」我們都知道鍋子底下根本鑽不下去，實際上她想要表達的是：誰不知道冷呢？堅持一下就好了嘛！當她這麼說時，我們就不會再喊冷了。又比如有時我們做錯事，她就會說：「人若不要臉，神仙也難辦。」這讓我們了解到，人的羞恥心很重要。還有，當我們在屋子裡出來，忘記關門了，媽媽就會說：「夾到你尾巴啦？」其實就是在指責我們不隨手關門。可見，幾乎所有語言的象徵和隱喻，都有刺激人的效果。

在這樣的教育環境下，我也學會了媽媽的語言，經常在別人說東的時候，我會說西。其實這種語言模式是很不利於來往的，因為別人很可能會理解為指責、挖苦、諷刺。但當你的心理健康提升了，你不帶著憤怒或指責的情緒去做這種表達時，就會讓別人有所獲益。因為很多他人說不清楚的事情，你可以用這種方式表達清楚。當今社會的家長和老師們，他們的語言風格直接影響孩子的人格，若在這個過程中，出現許多指桑罵槐的情況，那孩子不僅也會學這種語言風格，同時也受到一定程度的心靈創傷。除非他們長大後學相關的心理學理論和專業知識，才能達到一定程度的改變。例如，前幾天我就收到一封信，上面全是好話，但等我讀完後才發現，通篇都是在批評和指責我。

本章學習的三個關鍵詞：象徵、隱喻、投射

為什麼會產生投射？過去我們會理解為是因為一些人敏感、多疑、神經質。其實產生投射的根本原因，是我們無法解讀別人的符號，當我們解讀不了時，就會想當然地認為那是我們認為的那個意思。所以除了個人一些敏感特質的原因，還有我們本身對符號解讀的能力，也都影響著投射。若一位諮商師每天都用投射的方式幫助別人，其實是在害別人。那麼，我們除了盡量做到不去投射別人，若別人投射了他們的解釋在我們身上，我們該怎麼辦呢？當有人指責、謾罵你是一個壞人時，你感到生氣，那其實你就已經認同了他的投射，你不認同自己是個壞人，但你卻認同了他說你是壞人這件事，所以感到生氣，你產生了投射性認同，你認同了別人投射在你身上的內容。若你不接受，那可以理解為他罵的並不是你。

當我們把自己整理好後，就不會隨便投射給別人，同時也容易看到別人的投射，就不會輕易被別人投射。如果你身為一個心理諮商師，經常接受別人的投射，當你接受多了，就會不知不覺地成為大眾所以為的心理諮商師—情感垃圾桶。因為每名來訪者都帶著自己的投射來到諮商室，他們潛意識裡會把這些投射強加到諮商師身上，如果諮商師沒有足夠的功力辨識出這些投射，就會真的變成如大眾以為的諮商師那樣。

再舉一個例子，村裡聽到有人罵街，有一家的雞被人偷了，他就從東街罵到西街，罵著罵著他就不走了，站在一個十字路口，對著固定的方向繼續罵，那個方向的人家就出來與他對罵，罵著罵著，丟雞的人就確定是此人家偷了自己的雞，對方否認，丟雞者就說：「若不是你偷的，你為什麼要答腔呢？」於是兩人繼續吵得不可開交。這個例子就說明了，一旦接受了別人的投射，很可能會產生「說不清，理還亂」的結果。

這個世界是一個象徵和隱喻化的世界，而人世間的很多問題都源於投射和認同，這是規律性的。

三、拼貼畫

（一）準備階段

1. 工具準備：白紙（規格 80cm×110cm 左右）、廢舊報紙 30 張、廢舊畫冊、書或雜誌若干（10 冊以上）、膠水一瓶或膠帶一卷、剪刀一把。

2. 環境準備：安靜的環境，有足夠創作的時間。

心境準備：放鬆心情，全情投入。

（二）實操階段

指導語：請在廢舊的雜誌、報紙上選擇自己喜歡的圖畫，裁剪出所需的圖案，也可以是文字等。再把它們拼貼到紙上，重新排列，拼貼成畫，為自己的作品選定主題，並回答幾個問題：故事發生的季節，什麼時間？故事的內容是什麼？故事發生在哪裡？貼完後，把自己的故事寫在另一張白紙上。

（三）分享階段

分享者 1 的作品：

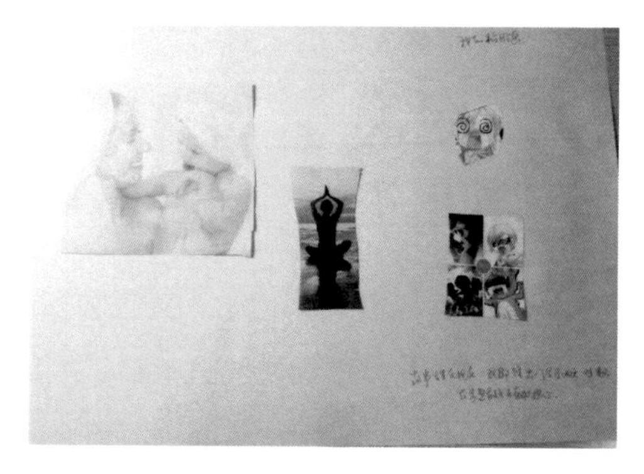

故事內容：故事發生在現在，我即將出門上課兩天，很擔心老公一個人在家照顧孩子。

分享者 1：拼貼畫的中間是一個人在練瑜伽，這個人就是我，對我來說，這個週末要參加的課程，就好像練習一場瑜伽一樣。拼貼畫的左邊是一個母親和她的孩子，我覺得在家我和孩子的互動也是這樣的，非常溫馨。畫的右邊和我目前的心情有關，我很少讓孩子看電視，尤其是孩子著迷看電視，家人在旁邊沒有任何干預的時候，剛才在我們家就出現了這樣的情況。於是我就在預想，接下來我不在家的幾天，老公帶孩子的情況可能就是這樣。第一天，可能就是左上角那樣。無所謂的，顧孩子嘛！誰不會？緊接著就可能是右上角那樣，很酷！接著，可能就是右下角那幅，恨不得長出三頭六臂來。最後，可能到晚上顧孩子睡覺時，就會感到很崩潰。而我呢？既很想參加這次課程，又有一點不放心。所以我現在的狀態有點類似圖畫上面的小人頭像，很抓狂的感覺。

分享者 2 的作品：

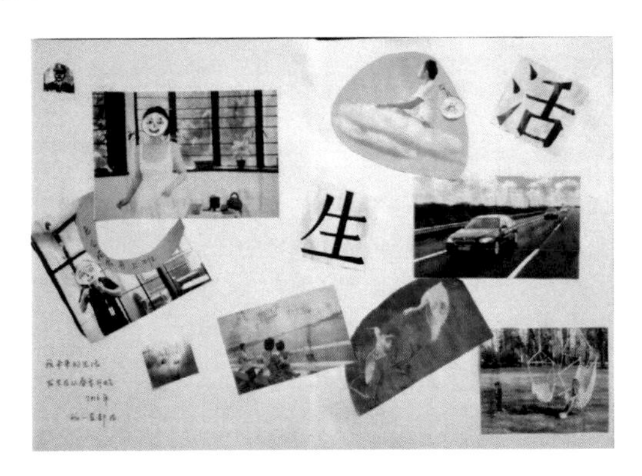

分享者 2：大家好，這是我剛才在雜誌上臨時找的一些裁剪圖，零零星星的，但卻發現完成了一個我很想做的主題，我把它命名為：我未來的生活。我貼上去的第一張圖，是紙上最大的那張，上面是一個女的，我把她想像成我自己，但是她的長相和我又不太一樣，我就在上面畫了一個臉。然後我貼了第二張，是一個男的，他代表我老公，他坐在雲上，但是他又不是十分符合我想要的那種感覺，我又貼上了一個「我」。後面的這些我就忘記順序了，目前我跟老公在兩地，忙著各自的工作。但是未來我們會在一起，有一個家，也會有小寶寶，然後等著小寶寶長大，等他長大之後，我們有時間就出去玩，所以要有汽車，有風景，因為不知道未來生的是男寶寶還是女寶寶，所以我的貼畫中有男孩也有女孩，其實我更喜歡女寶寶。我想故事發生的時間就是從現在開始，也就是 2016 年以後的生活，我覺得我一直在這個生活裡、在這個畫裡。最後拼完整個貼畫後，我看整幅圖的感覺是很開心的，對現狀也很滿意，而且感覺貼得還滿有藝術感的。

韋老師指導：這裡我們看到了兩幅拼貼畫。畫的左邊代表過去，右邊代表未來，中間表示現在。第一幅畫中，我們看到中間這個練瑜伽的自我。過去表達的是與孩子的一個訊號，中間是理想化的自我，此時的她對未來是很焦慮的。我們可以看到第一幅畫中的衝突，即過去、現在和未來的衝突。如果在個案的諮商中，我會保留這種衝突的感覺，和她一起分享。

第二幅畫中，當她還未分享時，我看到的是兩個分別戴著面具的人，分享者有說明是畫上去的，但這裡面有存在不認同的感覺。左上角代表她的客體，這個客體很可能就是自己的母親，這裡代表與自己母親的關係和統一程度。然後，我再看到「生活」兩字，「生」在下面，「活」在上面，兩個字是被分開的，且「生」字在中間位置，一般中間表示的是「我」，現在的自己，當聽到夫妻倆是分居的狀態時，他們一個是「生」，一個是「活」，這是第二個訊號。第三個訊號是，看到雲彩上坐著一個男人，這讓我感覺到，在此分享者的內心潛意識裡，自己的丈夫平時是會駕雲而去的，雖然分享者在表述時，很有故事的美好感覺，但也透露著一種擔憂的感覺。

分享者 2：韋老師表達的內容，我有些不能理解，還有一部分我是不認同的。因為我貼上去的畫是很有限的，隨手拿來的雜誌，雜誌上的圖畫本來就很少，大部分是文字，而且能被我所用的圖片也很有限，我找到的畫也不一定是我想要的動作、表情或環境，但它能代表一部分內容，所以我就貼上去了。您說的我老公坐在雲上的那張畫，其實那幅畫是因為我在裡面沒有找到男性的圖，但圖畫上的感覺是憂傷的，所以我才貼上去我自己。還有關於「生活」那兩個字，在雜誌剪下來的時候，它是連在一起的，紙上中間的部位也沒有足夠的空間貼兩個字，所以就把它們分開了，但初衷是考量到畫面的整體效果，所以就把它們放在了現在的位置，而且我貼得不是特別正。

韋老師指導：好的，我們來看一個現象，就是前面討論過每個物品都有所指和能指的意義，比如前面說到了杯子是用來裝水的，但是我們把杯子拿來送給別人的時候，或是用來做象徵物的時候，發現它還有其他意義。

【韋老師手把手教你：拼貼畫的象徵意義】

當我們拿一幅拼貼畫來做自我成長和分析時，我們是要關注物品的所指還是能指部分呢？如果我們關注的是所指的部分，比如我看到的那個坐在雲上的男人，說他是去玩，很瀟灑，但那是我的所指，是我一開始賦予它的。如果我只關注到這個部分，我也能在腦海中勾勒出一幅美好的畫面，這是我理想化的。但實際上，透過一個畫面，我們可以看到很多能指的部分，它還指向更多的東西。比如說，空中飄搖的雲彩也是一種象徵。

如果我只關注所指，那會變成一個藝術的表達，看起來一切都是很美好的，就會變成在欣賞一幅藝術作品或美術作品了。如果我們透過所指，在自我解析的時候，主要圍繞能指的部分下功夫，去思考，問自己怎麼這樣？你就會發現新的東西，這才是在自我探索和自我分析中，真正需要下功夫的地方。一般在我們做繪畫治療時，當事人都會先跟你談論所指，以後大家在與當事人進行分享時，就會有了方向，會更加注重能指部分，並朝這個方向開展。

第八章　心理刮痧

一、學習之道

在學習本章技術之前，想先和大家聊聊學習之道。就本書的內容來說，前文幾個核心技術的理論、原理、操作方法，已經結合案例呈現給大家了。閱讀到這裡，讀者朋友們對於繪畫藝術治療中的藝術、表達，也已經有了概念，我盡量用淺顯、直接的語言來為大家講解和引領。但即便這樣，也無法把表達性藝術治療的理論完全闡釋清楚，無法展示繪畫心理治療技術的全貌。要完全掌握這門技術，除了需要繼續保持興趣、閱讀本書，還需要學習這個領域裡更多相關的書籍、論文和其他數據，並且要不斷地研究、探索和實踐。「路漫漫其修遠兮，吾將上下而求索」，這需要一直保持學習精神，我們只是呈現出藝術治療中最核心的原理，在我的引領下，你還是需要繼續閱讀、學習和探索。這是第一點。

第二點，不管是好的課堂，還是好的書籍、好的老師和作者，重點都不是把所有學習的內容全部教授給你，而是為學習者樹立正確的學習目標，以及傳授核心的理念、關鍵的技術。這也是老師或作者能帶來的最可貴的地方—啟蒙。啟蒙就是老師帶著你走上一條正確的路，且為你指明方向，帶你走到一個高處，看到你過去沒看過的風景。但最終路是要靠誰走呢？老師只能陪你走一段，並不會陪你走完全程，所以最終還是要靠自己去走。這是學習中需要樹立的態度！

比如一個母親從孩子上小學一年級時，就陪著他寫作業，母親先學習，然後再教孩子。到了國中的時候，發覺有點困難了，到了高中的時候，更是力不從心，最後只能跟孩子表示歉意，孩子也表示要放棄了。這種學

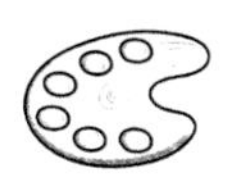

習過程，會讓孩子形成一種觀念，什麼事都由媽媽帶著去做，他才會做，一旦沒人帶領了，自己便不會主動學習。我的教學中，一直避免出現這樣的現象，我不希望我的教學，帶給學生的是依賴，因為除了我的課程之外，他們還有太多需要學習的東西。

因此，表達性藝術治療的原理、繪畫藝術療法，都還有許多知識需要我們去深入學習。現在有太多人去報課程班、工作坊，學習療法，學完後以為自己已經掌握了，就拿去使用，在實踐的過程中，又發現不是那麼一回事，於是就中途放棄，去尋找另一種方法，這就走了很多的冤枉路，浪費了很多的時間。如果我們明白前面所說的，教師只是引領者，只是告訴你核心和指明方向的人，那麼你就會沿著這個方向，自己深入學習和探索，才會有所成，才可能成為一代大家，有自己的觀點，有自己的學說，有自己的方式去表達。這也是造成現今心理學界和心理諮商行業中「人才荒」的根本原因，與這樣的失誤有很大的關係。

第三點，前面幾節中還談到了文化、象徵、符號，這些關於文化心理學的東西。大家也慢慢領悟到了，藝術就是由符號組成的。各式各樣的符號組成符號體系，我們對符號體系進行解讀，最後形成對符號體系的轉化、對問題的看法、對潛意識的修通（working through）等，最終達到心理諮商與治療的預防、成長、治療、康復等目標。

這也是我不斷強調的—文化與藝術的關係。

在強調這兩者的同時，我也在強調繪畫技術療法，對於技術，我們進行了詮釋。我們詮釋了技術的製作和轉換、藝術和理論的關係、技術和時間的關係、人和技術的關係……等等。所以從藝術表達到文化符號，再到心理技術學的相關知識，都是需要探索、深究的內容和方向。

第四點是科學的流程。從評估、呈現、表達到轉換、整合、康復這六個科學的階段。我們需要繼續思考繪畫藝術治療這六個科學的階段是如何發生的。

第五點是分享和分析。我們所說的分析，與前面的文化符號體系是連結在一起的，需要從人文視角進行分享。在前面的技術製作和表達分享中，已經充分展現和表達了分享的過程。

第六點是療效因子，也就是說明繪畫藝術療法到底是透過什麼發揮作用的，我們也不斷在實踐演示的過程中提及和強調。在前面的技術學習中，大家應該了解這是怎樣的治療機制，它是透過心理空間的情緒，如水一般蒸發出來，然後看到現象，水到渠成，問題得以轉換。我們以人本主義為理論支持，羅傑斯在治療中的治療因子是什麼呢？就是愛，是溫暖，是接納，也是我們所說的「會心」。那什麼是繪畫治療因子呢？也就是表達，符號意義的轉換，除了繪畫所特別具有的藝術治療因子、文化治療因子，還有傳統的治療因子，就是前面所提的接納、尊重、真誠，這些都是治療因子。

二、本章關鍵詞：空間

繪畫藝術療法是圍繞空間和時間這兩個概念開展的，本章主要透過圍繞空間來探討。

很多繪畫藝術治療技術都是圍繞空間工作的，前面的內容也已涉及空間的因素，如九宮格和風景畫。原本我們提及的詩歌藝術媒介，比較注重意義的轉換；音樂藝術媒介，比較注重情節的探索、深入、啟用；繪畫藝術媒介，主要從平面和立體呈現心理空間。每一種不同的藝術媒介，側重的特點和功能是不同的。繪畫是在空間的表現比較強烈，整體性很高。因此，我們要了解空間的概念—尤其是心理空間—你會發現原來很多心理治療都是在心理空間的轉換上下功夫。舉例說明，有人在廣場上挨打了，之後別人把他拉走，但此人因此產生了心理創傷。這個創傷一直伴隨著他，在他的心裡一直有這個情結。那我們要去解決他挨打的這個心理創傷，即解決創傷後壓力症候群的一切不良行為症狀，就要在心理空間下功夫。曾經的那個廣場，我們可能已經去不了了，那該怎麼辦呢？可以透過其他方法重塑心理空間，比如心理劇，就可以還原這樣的心理空間；心理師還可以用催眠的方法帶他進入當時的心理空間；也可以用精神分析療法，帶他走潛意識的路線，到達那個心理空間。心理治療也是心理空間轉換的過程，當心理空間轉換成功了，心理治療也隨即完成了。

繪畫藝術治療主要就是呈現和表達心理空間，繪畫更容易轉化心理空間，把心理空間建設好，然後再進行疏導，這是繪畫的優勢。

三、心理刮痧

（一）技術原理

心理刮痧就是由空間療法概念引申出的文化心理技術。前文中提及兩個不同背景下的繪畫療法，一個傾向分析，一個傾向藝術表達，我們更傾向的是藝術表達方向的繪畫治療。本章介紹另一種方法—文化繪畫療法，即以文化呈現和文化轉化為主的繪畫治療。以繪畫為媒介，最終達到文化意義的轉換，即以文化為背景的繪畫療法。若要分理論類別，就只需要分成兩大類，藝術繪畫治療和文化繪畫治療，心理分析屬於文化範疇，是心理文化符號的轉換。這裡所說的三種，只是表現出彼此不同的側重點而進行分類的。

（二）準備階段

1. 工具：一張白紙、A4 紙、彩筆若干。
2. 時間：約 20 分鐘。
3. 空間：安靜舒適的空間，有足夠的條件適合探索和沉澱。

（三）操作階段

指導語：請在白紙上畫一棵樹，這棵樹代表你自己，想像自己可能會是什麼品種的樹，什麼類型，什麼形狀都可以，讓整張紙充滿著這棵樹。

畫完一棵樹之後，要在樹上畫果實，也可以畫出各種嫁接後成長的果樹，包含各種果實的樹，如蘋果、梨子、棗子、香蕉等。第一種果子代表從出生到現在，發生在你身上重要的事情。第二種是在你成長的過程中，去過的地方。第三種果子是你遇過的人，特別是重要的人。第四種果子是你用過的東西，重要的、有價值的、很有意義的一件東西。還可以加入第五種果子，你吃過的、印象深刻的食物。每種果子數量自己控制，果子的顏色也由自己決定，可以用不同的色彩來標示果子對你的意義和影響。包括果子的形狀和位置，都由你自己決定。

最後在樹的旁邊寫上標題：我的心理刮痧樹。

（四）分享階段

分享者1作品：

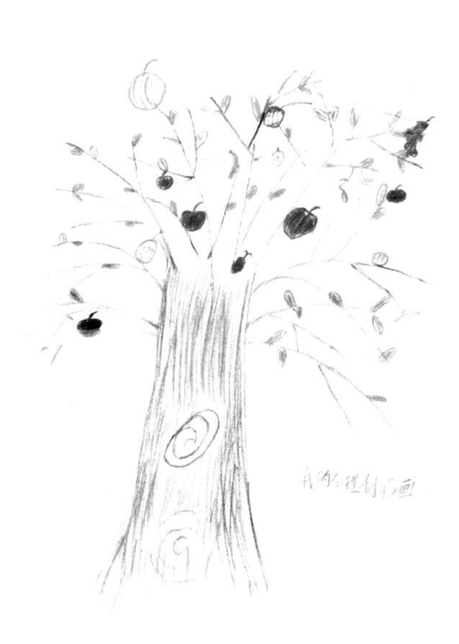

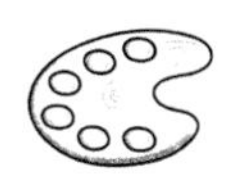

分享者1：我根據要求畫出對我來說比較重要的幾件生活事件。樹的左下角有一個黑色的蘋果，這是我一生中遇到最大的生活事件，蘋果旁邊寫了四個字。這件事是父親在1996年得了一場大病，到現在整整二十年，這場大病對他來說是一場磨難，對整個家庭來說也是巨大的災難。不過父親現在經過治療，已經有了好轉。緊接著又是我婆婆得了一場大病，這兩個事件發生後，我是非常非常難過的。當時不知如何面對，擔心父親能不能撐過那一關，好在隨著時間的推移，父親身體有所好轉。第二件事，樹的正中間有一個蘋果，旁邊有四個字——初為教師，我非常喜歡教師這個職業。第三個事件，在樹的上方有一個藍色的香蕉，這代表我在二十多年的工作職位上發生了變化，也對自己有了一個新的挑戰，有失必有得，在走向管理職位的過程中，自身的性格和成長方面有了很大的改變。這是我一生中比較豐富的一個經歷，我非常珍惜。

第二類我去過的地方，在左上角有一個藍色的梨子，因為我非常喜歡大海，我的名字中三個字都有水的偏旁，我一生中也特別嚮往有海的地方。

第三類是我曾經遇到的人。我在樹的右邊畫了兩個果實，一個是藍色的橘子，這個代表我的貴人，曾經的主管。當我在高中教書時，她給了我很多指導，她對工作的敬業以及她的個人魅力，深深影響了我，後來我走上管理職位，也是受到她的影響和鼓勵。第二個貴人是在樹的右上角，畫了一串紅色的葡萄。她是我現在的主管，她為人非常溫和，多才多藝，管理方式人性化，老師們也非常喜歡她。所以感覺她像一串紅色的葡萄一樣溫暖，給人舒服的感覺。

第四類是我用過的東西，我畫了三個。一個是紅色的蘋果，代表我曾經用過的冰箱，這個冰箱是我在結婚時媽媽陪嫁給我的。在這個蘋果的右上角，還有一個紅色的蘋果，表示孩子在很小的時候，媽媽為他縫製的衣服。因為媽媽是一個非常出色的裁縫師，心靈手巧，她為孩子做過的小衣服，包括一些小花，我至今都還留著。還有兩個東西，在這個圖的右邊，也畫了紅色的蘋果，代表我現在用的電視，這臺電視是我從結婚時開始使

用的，到現在已經用了21年。它是婆婆買給我的，婆婆在去年年底突然去世，我是個非常戀舊的人，雖然搬過五次家，但這臺電視一直不捨得丟。第四個東西在圖的最上面，是一個火龍果，因為不太會畫，畫了一個橙色的火龍果。它代表一個烤箱，它對我的意義特別重大，這個烤箱陪我度過了一個快樂的童年。它是由爸爸親手打造而成的，媽媽非常喜歡，也是爸爸的得意之作。在我小時候，爸爸會用這個烤箱為我們烤製很多美食，但過年前爸爸沒有經過媽媽的同意，把這個烤箱送給了一個親戚，因此也成為媽媽的一個心結。

最後一類是我曾經吃過的食物。由於時間的關係，我只在圖的左上角畫了一個大大的西瓜，旁邊有四個字 —— 山東粉皮。因為婆家是山東人，婆婆非常喜歡吃粉皮，在我記憶中，我第一次去她家時，她做了山東粉皮給我，非常香。所以後來到公公家時，我都會製作山東粉皮，尤其是婆婆生日或逢年過節時，也會製作這個送給婆婆。

還有一個事件，我漏說了。在樹的中間偏右上面，有一個紅色偏大的蘋果，旁邊有三個字 —— 生寶寶。這是對我個人來說最大的事件，因為我的身體條件非常不容易懷孕，生完這個孩子以後，對我的改變是非常大的，所以我最希望他能夠平安健康。

【韋老師手把手教學概念：穴位、心理穴位、穴位刮痧】

首先，我相信大家都有按摩過，即使沒有這樣的經歷，也知道是怎麼回事。我們身上如果有某個地方疼痛，按照中醫筋骨活血的觀點，就是「通者不痛，痛者不通」。即如果有痛，就是身體內有的經絡不通，去按摩就是想透過中醫的手法，讓不通的地方通暢，那病痛就會緩解或消失。在心理領域，也是同樣的道理。

剛才說的重要人物中的一類，某人跟我們發生了一些重要的事情，這個人就可以比喻為我們身體中的一個穴位，其他幾類也都可以這麼認為。舉個例子，我上課時，課堂剛開始一個小時，就有個學員說她要退學，我

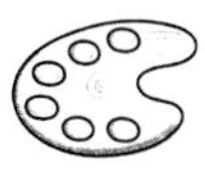

問她為什麼，她說班上有個她不喜歡的人，我問她為什麼不喜歡，是認識的人嗎？還是發生了什麼事情？她說，因為那個人是臺南人。再進一步溝通就發現，原來她曾經在臺南談戀愛過，男朋友是臺南人，而那段戀愛經歷讓她留下很深的影響，應該說到那時為止，仍然是一個創傷。這個創傷已經讓她產生了泛化，因為不喜歡那個人、不能接納那個人，導致無法接受那個人所在的城市。因此，臺南這個城市也成了她的一個穴位符號。如果這個叫臺南的穴位在她的身體上，按摩師一旦碰觸時，那這個穴位就會發出很疼痛的訊號。

因此，心理上的穴位和身體上的穴位是一樣的。如果這個穴位是通暢的，那按摩時只會是舒服的。如果一個穴位在一定力度前提下，一按摩就覺得疼痛，那麼就表示這裡不通。在生活中也有許多這樣的例子，比如當我們提到「爸爸」時，有一些人就會咬牙切齒，有一些人會甜蜜如花，因為「爸爸」就是他們的穴位。在我們的身體、心靈穴位上，主要有兩個，一個是太陽穴，一個是月亮穴，一個代表爸爸，一個代表媽媽。

身體上有許多穴位，「點穴」的功夫在外國人看來很神奇和玄妙。我們頭頂有一個百會穴，腳底是湧泉穴，肚臍附近有丹田穴，還有人中穴……等等。穴位不通，經絡不通，打通穴位，一切輕鬆。這個用在心靈上，道理也是一樣的，有人有心理問題，這裡不順，那裡不好，這個關係也不通，那個地方也難受，就說明此人的心靈穴位不通的地方太多。一說到爸爸他就心裡不舒服，因為他跟他爸爸的關係很不好；一說到上學也很不舒服，因為上學的時候被打過；一說到戀愛，又突然想到那個人曾經騙了她，心裡又不爽。可見，如果心靈的穴位不通，事事也不順。這也是為什麼本章內容要用這種文化背景的技術來詮釋了。

因此，我們以文化心理學為理論基礎，創造了這樣的技術，並結合繪畫療法。我們主要用文化心理學的視角來轉化心理穴位，首先需要畫出一張心理穴點陣圖。剛才我們繪畫的圖，正是心理穴點陣圖，可以為其寫上標題，那棵樹就是我們的身體心靈，樹上結的果子都是心靈穴位。這個技術十分神奇的地方在於它是一個整體。中醫是傳統文化中「道」的展現，用整體看待問題。當一個來訪者是因為親子關係來求助時，我們卻要重視他與自己父母的關係。原因是「上梁不正下梁歪」，上面不通，下面不通。因此在做心理治療時—尤其在使用心理刮痧技術時—我們要保有一種整體的觀點。

我鼓勵大家畫更多的果子，講述更多的事情，回憶更多的人，這些在圖畫上一目了然。整個繪畫的過程，本身就是一種診斷和評估。當你在分享時，就如中醫在幫你做一次全身檢查。這樣就會發現自己身上哪個穴位是關鍵，看看哪些地方是需要處理的，因此中醫也說「有病治病，沒病保健」。穴點陣圖繪製完之後，並沒有結束整個過程。治療中是完全可以透過心理刮痧這個技術，來處理一個人的心理問題。在諮商過程中畫一張刮痧圖，我們就可以從刮痧圖中得到診斷和評估，可以看出他在哪些地方是有「痧」的，就是他不通暢的地方。我們透過他的表述來觀察，若說到一處，他是牙癢癢的，或是想要流淚的，發現他說起一件事時還有許多情緒，還耿耿於懷，這樣的地方，就是有「痧」的地方。

比如來訪者在我的指導下，先畫了黑色的果子，那這裡就能說明一定的問題，是可以拿出來記錄的。因此，在繪畫過程中，他所畫的線條、繪畫時的態度，如猶豫還是果斷、繪畫的先後順序、繪畫時的速度以及繪畫時是否表現沉思等，都是我們需要觀察和考量的方面。這也展現了前面內容中一直強調的—繪畫的過程，即是治療的過程。

穴位刮痧是本章繪畫技術的核心。

如果在一個個人六次的諮商中，第一次是評估，用製作心理刮痧圖可以實現。然後聽其講述一遍，就可以大致評估出他哪些地方需要刮痧，是不通暢的，是需要做處理的，尋求對方是否同意。這樣第一次就結束了。根據我個人的諮商風格，我會設計對應的家庭作業，比如請來訪者回去後，分別針對這些果子都再作一幅畫，或針對某一個果子作一幅畫，並根據畫，說一個故事，下次拿過來分享。這個家庭作業類似於我發了一個刮痧板，請他回去自己刮刮看，刮完之後，再回來告訴我他在刮痧過程中的感受、刮痧後的結果。當他再來時，我們可以評估這個過程的初步效果，然後再協商。這一次先針對哪一個具體問題進行處理，一般是最關鍵的那個穴位，然後制定計畫，這是療程，不是一次就可以全部解決的。

雖然有些人的刮痧圖中有許多穴位都有疼痛、不通暢，這些穴位之間是有關聯的，是有一個根源性的病根影響的，我們需要敏銳地發現關鍵的那個「痧」是什麼，先做處理。這也是整體觀的主要觀點，不是頭痛醫頭，腳痛醫腳。整體觀就是相互關聯，有了整個空間立體的呈現，有了過去、現在和未來的整體展現，便可以「一網打盡」。幾乎所有的心理問題，用文化心理學的視角來看，都可以理解為某種意義的轉化。說得淺顯一點，就是問題的本身不是問題，你怎麼看待才是真正的問題。比如某人的父親去世了，失去親人這事件在刮痧圖裡是一個果子，但事件本身不是影響他的關鍵，對待事件的態度和看法才是最關鍵的。正如很多人覺得自己是不自由的，感覺被許多體制和規律約束著。真正的自由到底是什麼？自由就是你對待外界的態度。我有選擇我態度的權利，這是我真正的自由，無論遇到何事，我都可以自由地選擇一種積極的態度。父親在我年少時就離開我了，我經歷了很多困難和挫折，但是我心裡始終有兩個字：不服。這是我的態度，我可以選擇不屈服，這是我態度的自由，當我選擇了這個態度時，那件事情本身就不會影響我了。

所以，問題本身不是問題。我們需要做的工作，也正是希望轉變一些人的態度。轉變他們的態度，需要讓事件的意義發生轉換，這也就是此技術的真正意義所在。

由於時間的關係，下面的分享者只需要分享其中的一個果子，我會再根據情況，與其單獨互動。

分享者 2 作品：

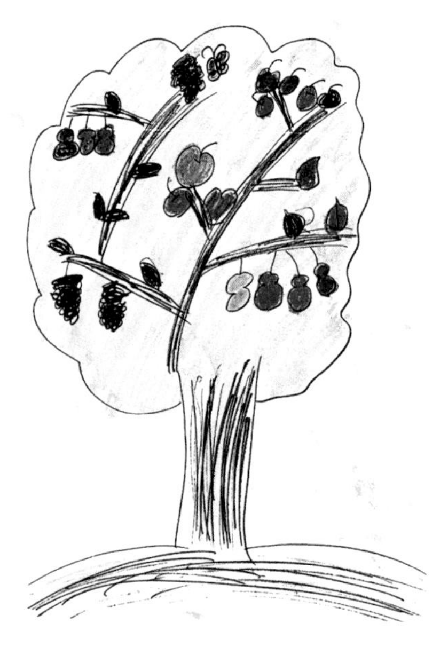

分享者 2：大家好，聽了韋老師剛才的話之後，我心裡有了更多的想法。我的確在作畫時，會把心裡的痛或喜悅翻出來，就像刮痧那種感覺和經歷一樣。我畫的畫中，最大的果子代表我自己，我用的是我很喜歡的顏色 —— 橘色，而且還帶點黃。左邊那個小一點的紅色果子，代表我的孩子。右邊那個顏色較多的果子，有紅有藍的，代表我的老公。說到我老公時，我又愛又恨。紅色可能代表我對他的愛，紫色和藍色代表我有時對他的不滿。生活中我們總有一些分歧。我在右下角畫了一些葫蘆，代表我生命中遇到的貴人。他們總給我支持，有讓我學習的地方。我在左下角畫了兩串葡萄，那是我突然想畫上去的，我覺得那代表我的一種心情。我時常會很糾結，兩件事情要做決定時，不知該做這件還是那件。總得有捨才有得吧！但我會翻來覆去地想。特別像我在樹裡畫出來的這些彩色的線條，

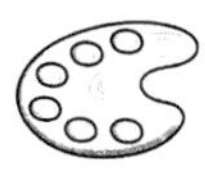

我覺得不畫會有空洞洞的感覺，畫上之後會有種灑滿陽光的感覺，色彩繽紛，滿漂亮的，有時候也覺得這些很像我種種的思緒。還有樹的左上角，我又畫了三個帶籽的葫蘆，代表我去過的、很喜歡的地方。左上角畫了幾朵花和兩隻蝴蝶，代表最近我對美麗的嚮往，希望自己永保青春，有美麗的外表，但有時候因物質所困，有些喜歡的東西無法完全得到。右上角畫了幾個小果子，代表我逝去的二十多年的青春，讓我覺得很懷念。我一邊想一邊畫，還有一些沒有畫出來，畫到這個程度，也基本上算表達我的心聲了。

韋老師：謝謝分享，接下來的分享者請注意，只需要對一個果子進行深入分享，全面刮痧自己在課後做就可以了，這裡希望可以針對一個果子，把它說完整。

分享者2：我想補充一點，若是最想說的果實，我想說說葡萄。葡萄的顏色用得比較暗，不像其他顏色那麼亮，這代表我心裡的糾結，總覺得我做事情的時候放不下，不知道該如何做選擇。比如我現在面對幫孩子上課的那個老師，要我做一個新的考量時，我不知道該怎麼做。生活中也總有讓我難以選擇、遺憾、後悔，恨不得重做一遍的事情。這是我心裡很大的一個痛，非常想要得到解決。

分享者3：

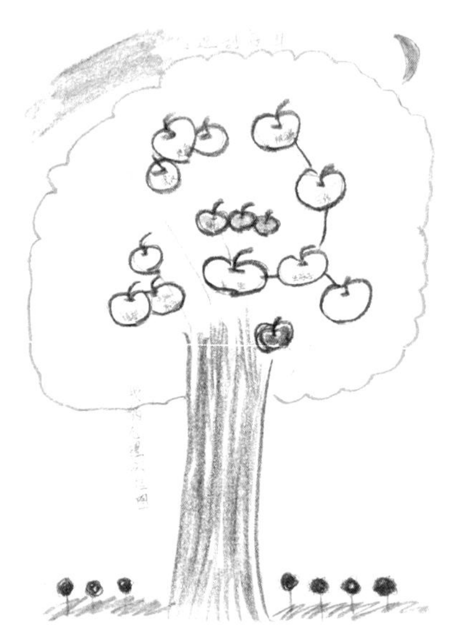

分享者3：在畫之前，自己很迷惘，不知道從哪裡畫起，但聽了韋老師的分析後，覺得這真的是刮痧的過程。我說一下我畫這幅畫的整個過程。首先我畫了這個樹，畫了樹幹，當時就想把樹幹畫得粗壯一些，因為這個代表我自己，樹也畫得比較大，占了整張紙。畫完樹之後，突然感覺到自己非常孤單，於是我就在樹的下面畫上了一些草和花，自己就沒那麼孤單了。畫完樹之後，我又在樹上畫果實，這個果實是大紅櫻桃，也是我非常喜歡吃的一種水果。

由於時間關係和韋老師的要求，只能選擇分享一種果實，真的不知道應該分享哪一樣，因為每一樣畫在上面的果實，對我來說都非常重要。實在要選擇，我就選最近發生在我身上的這個事件吧！就在樹上最上面的那個果實，表示我最近最重要的事件：被騙。其實我覺得自己的生活一直都很平靜，很平淡，每天都按部就班地生活。有一天，突然接到一個陌生人的電話，他利用網路詐騙的方式，騙走了我銀行裡的幾萬塊錢。因為是第一次經歷這樣的事情，當時我有點接受不了，非常傷心。這時我又想到家裡其他人的想法，其實錢的多少不是那麼重要，主要在懊惱為什麼當時那

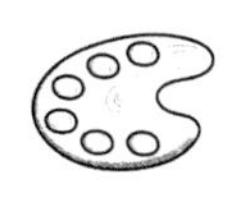

麼笨呢？而且還想到，因為這些錢不光是我自己的，家裡的錢也放在自己的戶頭裡，所以就會想說，錢被騙了，老公會不會怪我？但事實與我想的不一樣，老公非但沒有怪我，反而一直安慰我，幫我解決這個事情，一步一步告訴我該怎麼做。雖然最後這些錢也沒有討回來，但我感受到了家庭的溫暖，以及有人關心和幫助的欣慰。後來我還把這件事發到社群媒體上，很多朋友都為我出謀劃策，告訴我該怎麼做，也都在不斷安慰我，讓我感覺特別溫暖。這是我最近發生最大的一件事情，分享到這裡，謝謝大家。

韋老師：謝謝第三位真誠的分享和第二位的補充。我想大家可以更文藝地看待他們的分享。比如說，我們看這位分享者，這個被騙的穴位。當有人按到這個穴位時，問她是什麼感覺，她說是麻的、癢癢的，問她痛不痛，她說現在不痛了，有點癢癢的。為什麼她會有這種感覺呢？因為在被騙的開始，是痛的。痛過之後，她發現透過被騙這件事情，丈夫對她的態度並不是她原本想像的那樣糟糕。她以為別人會因為這件事情，覺得她比較笨，朋友們給出的反應卻恰恰相反。最後因為這件事情，讓她獲得了愛或支持，並且讓她覺得，自己一開始認為別人會對她的態度，不是真實的，且是需要調整的。這件事不僅讓我們看到了這一點，也讓分享者看到了溝通、表達、分享的重要性。

透過這樣的事情，我們同時又看到了，事情發生之後，我們會習慣性地想：為什麼我們容易被騙呢？是因為我們相信別人。為什麼相信呢？因為我們善良。當我們因為善良而被騙之後，我們還可以把它轉換成積極的因素。這種把消極因素轉化為積極因素的行為，可以稱為「塞翁失馬，焉知非福」的意義轉換，這就是積極轉換觀。我說了一番別有風味的評論，比較具有文學風格的解讀。我們再來分析第二位補充者的分享，她補充的是什麼？補充了兩串葡萄，它在傳統意義中代表的是「多」，即多子多孫。而這位分享者說的是不敢選擇，因此也會在猶豫之中耽誤了很多事情。事情在發展，我還沒做選擇，等到事情結束之後，就後悔了，後悔當初不做出好的選擇，不做出快的選擇。不做選擇，她被選擇衝突所折磨，

誤事之後又追悔莫及。而做了選擇之後，她有可能被懲罰和遭受更不好的結果。但實際上，一定就只能在兩種選擇中做決定嗎？其實還有第三條路可以走。所以對第二位分享者來說，未來的智慧，就在於要去考量。即當我們面對困難時，會問自己是向東還是向西？其實不是只有這兩種選擇而已，站在原地也是一種選擇。

人是可以用智慧來面對任何一個事件的。智慧與聰明不同，智慧的「智」是知識的累積，所謂見多識廣就是「智」。「慧」是一種開悟，是一種天生的本心，當我們靜下心來，認真地靜觀這個世界時，就會生「慧」，所以「定能生靜，靜能生慧」。智是可以學習的，而慧往往是修來的或傳來的，也可以是天生就擁有的東西。當我們帶領來訪者做這樣的繪畫技術時，其實就是在開啟來訪者的智慧。把他的痧刮走，還他一個清清靜靜的身體，一個清清靜靜的心靈。這也是心理學的偉大之處和魅力所在，也是我們如此熱衷於做心理學的根本原因。

分享者 4 的作品：

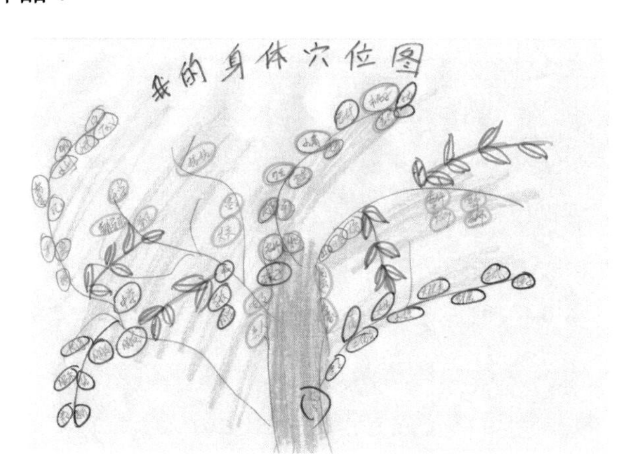

分享者 4：感謝老師，也特別感恩有這次分享的機會。開始畫樹的時候，我還不怎麼清楚該怎麼畫。本來計劃畫一棵蘋果樹，然後我想到了很多的事、人和去過的地方，都讓我特別感恩，所以我選擇畫我們家的棗樹。根據韋老師的要求，只分享一個果實，我想分享我在機構服務的這個

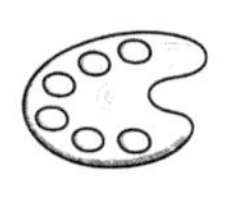

果實，因為在那家機構服務，認識了一位老師，透過她，有了這次學習的機會，又認識了另一位老師，並且在服務學員的過程中，讓我收穫更多。我去過很多地方，也接觸過很多人，得到了許多學習的機會。這些都是我在那個機構得到的，所以特別想分享這個果實。我畫這棵果樹，它先讓我想到了一些事，因為我是天主教的修女，所以我首先想到了怎麼樣離開我的教，在我的身上發生了什麼事情，在我的生活和工作中遇到的所有貴人，是這些貴人曾經幫助我，給我勇氣，給我力量，讓我能走到今天。因為在那個機構，我服務的是智能障礙人士，他們大都二、三十歲，但是思想和心智都非常單純，所以我跟他們相處時要容易得多。因為跟其他人相處時，需要觀察或看別人的臉色，猜測他說的這句話到底想表達什麼。只有跟我的學員在一起時，我會覺得特別開心。因為在他們眼裡，是就是，非就是非，沒有太多多餘的想法，跟他們相處會特別輕鬆。雖說是在服務學員，但其實是我在學員身上學到很多。做一個人，最起碼的是單純，是一種善良，一種感恩，無論學員做錯什麼事情，我們去指正時，他們都會虛心接受。這一點在我自己看來，就很難做到。我做事情的時候，別人說我兩句，我都會反駁或為自己辯解。而學員們就不會這樣，他們會點頭、會接受。所以他們的這一點，就很值得我學習。由於時間的關係，我不多說了，再次感謝老師和所有學員。

韋老師：謝謝。在她的分享中，我們聽到出現幾個比較多的詞語，第一個是感恩，從這個詞裡面，我看到了她的渴望，渴望自己是一個被別人需要的人；渴望自己能成為一個幫助別人的人；渴望自己是一個能夠為別人帶來快樂的人。理由是別人為她帶來了這些，她因此獲益了，所以也想成為這樣的人。第二點是她的一些體會，有好的，也有不好的，不好的體驗是當我們給別人愛時，沒有被理解和接納；好的體驗就是當給別人愛時，被理解和接納了。這位分享者的理由是，那些孩子們都願意聽她的話，也願意相信她，他們是尊重她的，所以很快樂。這裡存在一個問題，是我們打著愛的名義，讓他們為我們帶來了快樂，同時也是我們讓他們打著被愛的名義給我們愛。

所以，心理學到底是誰在幫助誰？誰在愛誰？其實，這都不重要，重要的是，你有顆感恩的心。發生任何事情都不可怕，可怕的是，我們放棄了自由，放棄了可以自由選擇的態度、失去了選擇的自由。我們可以身處牢籠，可以四處流浪，可以經歷挫折風雨，但依然可以選擇面對這些事件的態度，這是我自己可以決定的。所以，態度是我們的，心理刮痧繪畫技術就是轉換和轉變當事人的態度，讓我們的人生更美好。

第九章　時間繪畫療法

一、說說技術

時間繪畫療法中有兩個關鍵，一個是時間，一個是繪畫。本來說的是繪畫療法，為什麼會加個「時間」呢？繪畫只是一種媒介，我們之前學過的繪畫療法中，有很多技術的分類。有一部分技術是圍繞空間開展的；有一部分是圍繞時間開展的；有一部分是圍繞文化符號開展的；有一部分是圍繞團體開展的；有一部分是圍繞藝術色彩開展的。在這幾種分類類型中，符號和空間的分類都是我們常用的。本書前面的章節介紹有關空間的部分，曾說過繪畫療法與其他藝術類型療法有一個根本的差別，就是繪畫療法是立體呈現我們的心理空間，表達我們的情緒。所以，用一系列的繪畫藝術療法技術分類去看，那就簡單了。

這也是本書一直強調的，學習一千個技術，不如掌握一種原理，或學會一種規律。在很多課堂和書裡面，我都跟大家分享過孔子學六藝的故事，在這裡，我仍想為大家再次分享，以作為強調。孔子學會第一首樂曲時，老師對他說：「我可以教你第二首曲子了吧？」孔子卻回答：「我還未對這個曲子的曲中之意有了解和掌握，所以我要把它裡面的意思彈奏熟練、了解曲中之意後，再學第二首吧！」當孔子了解和熟練了曲中之意後，老師再次希望教他第二首，孔子卻說還不夠，因為他說他不知道作者是誰，當時是處於什麼樣的心情來作曲子的。

這個故事裡的意義也是我在這本繪畫心理療法中一直強調的第一技術、第二技術和第三技術。人是第一技術，原理經驗、科學的規律是第二技術，實際操作流程是第三技術。第三技術很簡單，很容易學到，所以「依樣畫葫蘆」。孔子學的第一首、第二首曲子，就是第三技術。而第二技術需要再提升到「從經驗到科學」的高度，第一技術是將技術與作者個人風格、專業能力和個性特點融在一起。

二、用時間繪畫技術的角度來看技術

繪畫心理治療技術有很多類別，自由畫、拼貼畫、塗鴉法、時間療法、家庭畫、九宮格都包括在內。根據這樣的理念和規律，可以讓來訪者圍繞繪畫時間療法，畫很多這類型的畫。比如我可以跟來訪者說：「來，我們今天畫一個『希望』」。大家覺得「希望」是在哪裡呢？「希望」是在未來嗎？又比如說，我們可以透過九宮格的方式，來畫一個「我的成長方式」，這裡就有關時間的過去和現在，甚至未來。

團體心理諮商中，有一個技術叫生命線，這就是一個時間的技術。我用生命線來做家長團體課題時，會幫助他們廓清，因為家長往往會焦慮孩子的成長，他們覺得孩子的成長過程中遇到了困難，這個困難會被他們無限放大，他們會聚焦在問題上，於是育兒焦慮就產生了。那我們怎麼幫助他們呢？我使用了生命線技術，也叫人生的旅程。請家長畫自己的生命旅程，畫完之後，他會發現過去、現在、未來呈現一條線，這時會有一個有意思的現象產生，那就是他們開始用歷史的觀點來看待自己，以及他們現在所遇到的事。培根（Francis Bacon）曾說：「讀史使人明鑑」，讀歷史可以讓人像照鏡子一樣，看透人事，看透世事。因為當你站在歷史長河中去看過去，曾經很多的困難、很多過不去的坎，都沒有了。人都喜歡在當下把困難看得很大，因為當下的確是體驗了。所以我們經常聽到有人說現在覺得很痛苦，比如失戀的人，我們在認知上會勸他說：「你現在覺得很痛苦，但等若干年後，你會覺得這很美好。」因為時間可以沖淡一切。不僅僅是因為時間讓你忘卻了痛苦，重要的是，你站在整個歷史中去看待自

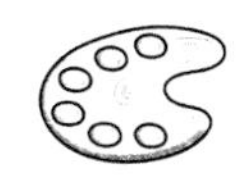

己時，會更加客觀，不會只陷在主觀的體驗裡。

所以我們在針對家長做生命線的過程中，就是想讓家長能夠「讀史足以明鑑」，像看鏡子一樣，看清楚自己是怎麼來的、怎麼去的、今天在哪裡。這樣他就會發現，今天的困難只是旅途中的一個坎。

比如我自己的故事，我記得父親去世那一年，我才十幾歲，那時候對我的家庭來說，猶如天塌下來了，對當時那個還是少年的我來說，就是人生悲劇。因為傳統文化認為，人有三大悲劇，即少年喪父、中年喪偶、老年喪子。那我就遇到了這樣的悲劇，所以對一個孩子來說，這就是最大的痛苦了。可是放在整個人生的旅程中來看，父親的離開並不是我人生的終結。所以，我們今天在做心理輔導時，很多時候會使用到歷史法及時間療法。把覺得走不出來的人、把困難看得大到像山一樣的人、覺得聚焦到當下焦慮到不行的人、被壓得喘不過氣的人……放到歷史當中。一放到歷史中，感覺就不同了。

在我的團體中，有一個焦慮的母親，我帶著她做了一次生命的旅程，她突然發現孩子只不過是她生命中的一部分，而孩子今天遇到的困難，也只不過是其中的一個而已，且這個困難還有可能是正向的，她一下子就走出來了。有很多參加大考的學生，成績考的不好，就十分沮喪，甚至失去活下去的勇氣。我們在幫助這樣的孩子時，就要使用歷史觀，只有用歷史觀才可以把他從負面情緒中拉出來。比如一個有考試焦慮症的小孩，我們就用歷史觀的方式來做催眠。請他閉上眼睛，想像一下：「你現在多大？從現在開始，你前面有一條路，你沿著這條路向前走，走著走著你會發現，你在長大。你長到了 20、21 歲，你看，那個時候你在做什麼？」那他就會去想，那時候在做什麼。「想像你繼續往前走，長到 22、23 歲，現在在做什麼？然後再往前走，走到了 28 歲，某一天的清晨，天氣怎麼樣？」他會給予答覆，再問他在做什麼？來訪者就會告訴我：「原來走到 28 歲去看現在 18 歲時的事情，就是一件小事情嘛！有什麼了不起的？」一下子就把他帶出去了。雖然在這裡用的媒介是催眠，但其實背後用的原理還是時間療法。

這裡用的媒介，就是關於時間的技術，用歷史的觀點來解讀。一般我會請大家拿出一張紙，要所有人從左邊到右邊畫一條線，左邊畫一個起點，取名為「我的出生」、「生命的開始」，右邊畫上一個終點，叫「光榮退休」、「告別」。中間的曲線任意選擇，每個人的線條都會不同。然後，把你今天所在的位置標注出來。比如我今天是 40 歲，那我就標注在中間大概 40 歲的位置上。然後還要標出我準備離開這個世界的年齡，有三個參考。第一個參考，你家族的平均壽命；第二個參考，你所在地區的平均壽命，如果你生在長壽之鄉，你就可以把壽命寫得更長一些；第三個參考，你的身體健康狀況。根據這三個指標，你就可以大概推算出自己能活到多少歲，然後把這個歲數寫在終點處。從今天的位置往前看，就是過去的日子；從今天往後看的日子，就是未來。過去發生在你身上重要的事情，用圖畫的方式把它畫出來，在旁邊畫上代表幾件重要事件的標誌。這樣畫下來，是不是一個生命線的畫呢？有個媽媽畫了未來三件事：兒子上大學、兒子結婚、兒子生兒子。儘管她現在只有 42 歲，可是她的未來已經沒有了，她把所有的希望都放在兒子身上。這就是透過生命線技術達到的效果。

沿著生命線技術，我又做了一些研究。2009 年及 2010 年，我在講授幸福心理學，我想，怎樣才能讓大家有直觀的體驗呢？所以後來我就將之取名為「心理學與幸福人生」，副標題是「通往幸福的路不遙遠」。其實這句話的背後就有了時間線，「不遙遠」就是指可以走得到，給別人一種希望的想像。

於是我就創造了這個技術，把生命線延伸到幸福，叫幸福線路圖。我

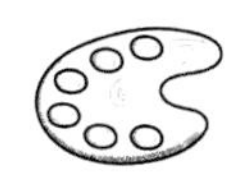

寫的《幸福干預——一生受用的 26 堂幸福課》中就曾寫道：「行走在心靈地圖上。」這個內容被我的助理修改之後，發送到《生命世界》雜誌。就是在之前的前提下，我把生命線變成了地圖。這也就是我們一直在提倡和強調的，只要你了解了一種原理，那麼具體的技術是可以隨時根據自己的創意進行變化的。我可以變化到認知語言上，也可以變化到催眠上，同樣可以變化到繪畫上。形式上也可以多變，可以是一條線，做自我認知的、探索自我的，我從哪裡來、到哪裡去；也可以做幸福工作坊裡用的技術，於是就創造了一個技術叫「幸福線路圖」。這個幸福線路圖讓我想到了什麼呢？《西遊記》唐僧取經那個路線很曲折，由於那時喜馬拉雅山這條路還不能走，他只能走敦煌，穿過吉爾吉斯、阿富汗，然後才到達印度，繞了一個很大的圈。唐僧師徒每到一個地方，就需要找當地的國王要通關文牒，有了通關文牒，方可到下一站。由此讓我想到，為什麼人們會不幸福？幸福的終點在哪裡呢？

這個終點其實就是我們追求的目標，我在追求幸福目標的過程中，是不是需要經過很多驛站、驛館？這些驛館又意味著什麼呢？其實就是我們身上所要具備的本質，以及我們在心理發展、在生活中前進的道路上，所要面對的困難和問題、所要做的功課。比如我要怎麼對待我的情緒？我要怎麼去認識我自己？我要怎樣才能有好的人際關係？我要怎麼養好我的孩子？都是幸福的一些核心元素。比如我要有金錢，有基本的物質保障，然後要有良好的關係，要有自己的理想和追求……這些所有的東西，都會變成幸福線路圖上一個又一個的驛站。

我請大家在一張白紙上畫幸福線路圖，然後再引導每個人畫自己的幸福驛站，幸福驛站上有花、有草、有樹、有人，有各式各樣的人物和花鳥。這就會變成我們追尋幸福的一張地圖。我們只需要用時間線，就可以創造出很多繪畫技術。

本章我從希望說起，然後說到了媽媽育兒的焦慮，又講到了培根「讀史使人明鑑」，又講到了考試焦慮，然後舉了例子，從生命線又延伸到幸福線路圖。大家有沒有發現？為什麼可以這樣想問題呢？原因在哪裡？就在於有了時間療法的原理後，圍繞著繪畫，我們就可以創造時間繪畫療法。我們來看看繪畫這些技術，其實可以分幾類，比如塗鴉法、交替法、交替塗鴉法、色彩板系列，這些都屬於色彩系列；九宮格這類，屬於空間系列；還有家庭文化、家族劃分在一起的，是屬於家庭畫；又如二維條碼和心理刮痧，這類屬於文化符號。本章要說的是時間繪畫療法，在學習之前講了兩個技術：一個是生命線，一個是幸福線路圖，這都屬於時間繪畫療法。你在閱讀這本書時，越往後，接觸的內容越多，你就越能感受到在繪畫心理治療技術這個體系裡，很多技術突破了傳統，把存在主義、現象學、時間的一些部分結合在一起，產生了一系列這樣的技術。

是不是很有意思？我當過廚師，所以很多思維都是從做菜中得到的啟發。舉個例子，當初我的師傅帶著我炒菜，學習期滿後，他介紹我去一個小餐館。別看是個小餐館，也有包桌、有宴席，菜單上也有一、兩百種菜餚。我去了之後，按照規矩，新來的廚師就要換菜單，我就想怎麼辦？怎麼重新寫菜單呢？於是我就想到了豬，想到豬身上有什麼？就想到了豬肉，豬肉可以炒什麼呢？就這樣開始了，與青椒一起炒就是青椒肉片，配上蒜薹就是蒜薹肉絲，還有魚香肉絲、京醬肉絲等。你會發現，只要先分類，就可以延伸出很多的菜餚。又如豬的內臟，有大腸，就可以做紅燒大腸、乾炸大腸、火爆肥腸，還有各式做法，其他部位也同樣有各式做法，甚至還可以有不同的搭配。然後再斟酌不同的烹調方法，不同容器裝的也可以有不同的叫法，這樣就可以想出很多道菜餚了。

我為什麼要講烹飪？有時我們覺得思維不夠開闊，以前有人說我天馬行空，想問題是那種塊狀思維，比較雜亂。可是以前在我寫菜單的時候是

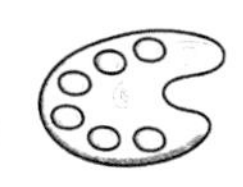

樹狀思維，就是一個樹上長了很多樹枝。當既有樹狀思維又有塊狀思維時，所有技術在你這裡都可以馬上嫁接到其他地方，你就可以創造更多的技術。

在我的第一屆團體老師班面授第一次課堂上，我就請每人拿一本心理學的書來，翻到任意一章的任意一頁，把它念出來，念完之後，提取出裡面的關鍵點、知識點及核心內涵。然後圍繞著這些，把它轉化成一種技術，體驗式的團體技術。每個人都需要動動腦筋，我就教授他們這樣的思維。有了這樣的思維，你就成功了，而不是一直學習很多方法。如果你只知道學習方法，但沒有這樣的思維，你也成不了一名工匠，最多也就是一名小工，這就很糟糕。再說到我定菜單，等我把所有的禽類都想了一遍之後，我的菜單變成一千多種，再根據一些需求或我拿手的菜餚，還需要刪除，最後剩下一百道左右的菜，很經典。我現在想想，那時候才十幾歲，就有這樣的思路，怎麼來的呢？逼出來的，且要有很豐富的想像力。

再和大家分享一點我師傅的親身經歷。當時他去一位同學的部隊裡探親，他們就想請他留在那裡，並幫他介紹一間飯店。第一天他去應徵大廚，他在灶上準備炒菜，有個助手端來一個盤子，上面有三種蔬菜：茄子、馬鈴薯、青椒。他一看，茄子切成菱形塊，馬鈴薯切成菱形塊，青椒切成大塊，他還不知道這道菜是什麼，助手也不說，心想你一定會炒，今天是試工啊！所以他又不能問，一問就顯得自己程度不夠啊！所以他當時就在想，第一，它是盤子裝的，肯定不會做成湯類；第二，這三者放在一起，還切成塊，所以不是爆炒，是紅燒類的，如果是切成絲的話，就是炒類……最後他知道了那道菜的名字一地三鮮。我今天跟大家分享曾經的經歷，就是想強調想像力的重要性，有了豐富的想像力，你就能在一條線上畫出很多很多東西。

三、時間繪畫療法

本章要學習繪畫技術療法的四個技術：「十年」上、下集和「前世今生」上、下集。

「十年」這個技術，是我在實際做心理諮商的過程中，基於一種現象而創新的。我在做工作坊和個案時，發現很多來訪者，人身在今天，但活在昨天，對未來沒有想像力、沒有希望，所以我要讓他對未來有希望，於是創造了「十年」。

近期的正向心理學有一個重要的研究，他們發現，人們今天的幸福感、更多的幸福體驗、「福流」（flow）的感覺，來源於對未來的希望。這是幾位研究正向心理學理論的研究者們說過的話，在國際正向心理學大會上，正向心理學流派就有相關闡述。幸福感、幸福的體驗、「福流」的感覺是對未來有希望，而不是因為過去做得很好。但今天的心理學更注重過去，而沒有注重未來。

今天的心理學，也就是我們說的傳統的心理學，它是問題模式，它要找到你的問題；而現在正向心理學思維、正向心理學背景下的心理學，是發現你的優勢、解決你過去的創傷問題。

說解決問題，更多的是過去發生的問題。那麼發現你的優勢，就是指向未來的希望和積極的、延伸的。所以從正向心理學的這種思潮，從目前心理學的這種大的潮流來說，我們更應該往未來去想，這是趨勢和潮流。當時我用這個十年繪畫的概念，是源於陳奕迅〈十年〉這首歌。我受到了啟發，於是就做了一個「十年」的繪畫技術。

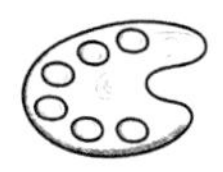

四、時間繪畫—十年

（一）準備階段

1. 工具準備：A4 紙、一盒蠟筆或彩筆。
2. 環境準備：安靜的環境，有足夠作畫的空間與時間。
3. 心境準備：放鬆的狀態，全心投入。

（二）操作與分享

1. 過去的十年

指導語：閉上眼睛，放鬆，冥想。想像十年前的某一天，你正在做什麼？不一定要精確的十年，大概十年前左右的某一天。那天你在做什麼？那天的天氣怎樣？你的心情如何？你在什麼環境中？周圍都有什麼？有什麼人？發生著什麼事？你把那時候的情景記下來，作出一幅畫。畫完後也可以新增一些色彩，讓畫面更漂亮一些。

YX 的作品：

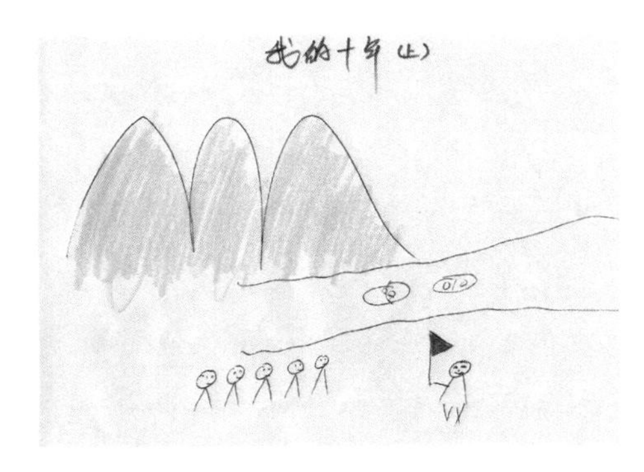

YX 分享：我閉上眼睛冥想時，想到的是我十年前的某一天。因為我自己有在上班，老公經營一家旅行社，他非常希望我在業餘時間可以幫他

打理，比如週末時可以幫他帶團之類的。當時我不太願意，後來經過調整，就答應了。當時老師引領的時候，我想到的畫面是在九寨溝帶著遊客在山下參觀遊覽。當時山也非常綠，我站在那裡為遊客講解，把對大自然、對人生的這種熱愛分享給大家。綠綠的山映著清澈的河水，河面上有許多遊人在玩漂流、划竹筏等。當時我就很享受這樣的畫面，感覺累並快樂著。雖然之前接這個工作時並不是很願意，但是當我真正處在這個環境中時，我會努力的吧！先把工作做好，把遊客照顧好，遊客們帶著滿意的收穫跟我說再見的時候，我就有一種成就感油然而生。而且當我帶了旅行團之後，也改變了我的人生，我的視野變得更加開闊，對我個人的成長也很有幫助。因為我發現進入社會後，與坐在辦公室裡的工作截然不同。外面的世界如此廣闊，我應該感謝老公把我帶到旅遊這個行業中來。

韋老師：謝謝YX。大家聽到這裡面有幾個關鍵詞，當她說到老公的時候，有一個詞是「非常想」，老公非常想要她怎樣怎樣，說到自己的時候，是「不太願意」。然後說到帶團時，又非常地投入和有成就感。當在最後總結時，有說到「感謝老公」，帶她進入了一個全新的世界。

這位分享者是喜歡用副詞的，如「非常」、「特別」、「很」。除了看到這種表達的現象，也可以看到她的轉化和昇華，她回顧過去一段不太願意的事，而放到現在來看，做了一個正面意義的轉換，這是非常棒的，非常感謝她的分享。

【韋老師手把手教學：十年】

我要跟大家說一下飛彈和繪畫的關係。美國在攻打伊拉克的時候，當時有一種很出名的飛彈叫戰斧巡弋飛彈，是當時美國從航空母艦和戰艦上發射的巡弋飛彈。巡弋飛彈的意思就是它可以在飛行的過程中改變線路和鎖定目標，美國當時發明的這種武器精準度很高。飛彈的發展過程，和心理技術治療過程的發展有一定的相似之處。一開始我們知道一個人有心理問題，但不知道具體問題在哪裡，就往他身上「丟炸彈」，然結果事與願

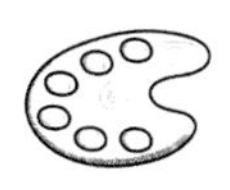

違。今天我們的心理技術越來越精準，我想挖一個人的心理情結，是不是可以很精確呢？是可以做到的。比如我想知道一個人與媽媽之間的關係，我只需要藉助一個技術，畫「我和我的媽媽」，就可以挖出了。

剛才，我們扔了一個「飛彈」，指向十年前。

現在的心理技術應該是更注重人文和人本的。飛彈指揮系統有訊號指揮，一個是發送者指揮系統，一個是接收者指揮系統。你覺得是發送者指揮系統更準確呢？還是接收者指揮系統更準確呢？誰接收誰就指揮這個？這也是為什麼各國都想在海外建設軍事基地。他在你家旁邊建一個指揮基地，意味著在別處打一個飛彈過來時，他就在你家附近進行指揮。以前打仗的時候，為什麼需要先派一些散兵呢？包括美國要攻打恐怖組織，也需要先派一些特種部隊過去，特種部隊過去偵察後，在那裡做一個標記、發送一個訊號，然後飛彈才會往那裡打。

心理技術中，誰是發射者？誰是接收者？諮商師是發射者，來訪者是接收者。接收者指揮要比發射者指揮更客觀、更有針對性。為什麼我不提倡分析呢？因為分析提倡發射者指揮，我認為你那裡有問題，我就往那裡引導你，沒有經過別人同意。我現在只負責發送一個飛彈到天空，你們誰有需求就向我匯報，然後我發送，由你們自己指揮，飛彈就會直接落到他想要打的地方。

分享者 2 的作品：

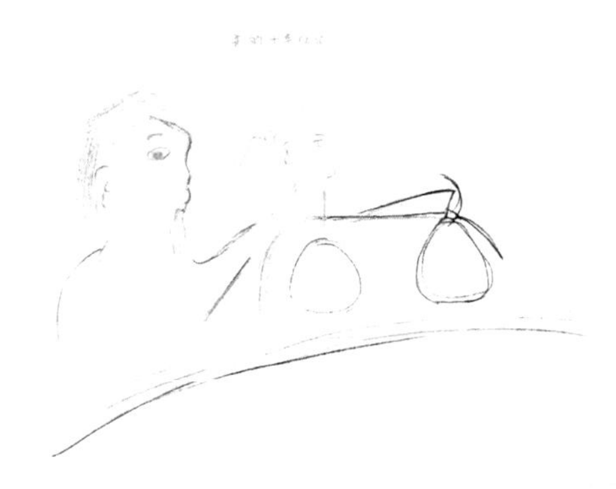

分享者 2：我的十年，我想到三個畫面。第一個是想到我老公陪我去買耳釘的畫面。然後又想到我們在飯店吃飯，在桌子旁邊面對面坐著的那個畫面，然後又想到現在這個畫面，我就是隨意畫。畫的是我下班回來在路上，老公出差回來了，我騎著腳踏車，他手摟著我的肩膀，在路上慢悠悠地走，這樣的情景。想著上班雖然很累，但下班了，這樣靜靜待在一起，也有非常幸福的感覺。

分享者 3 的作品：

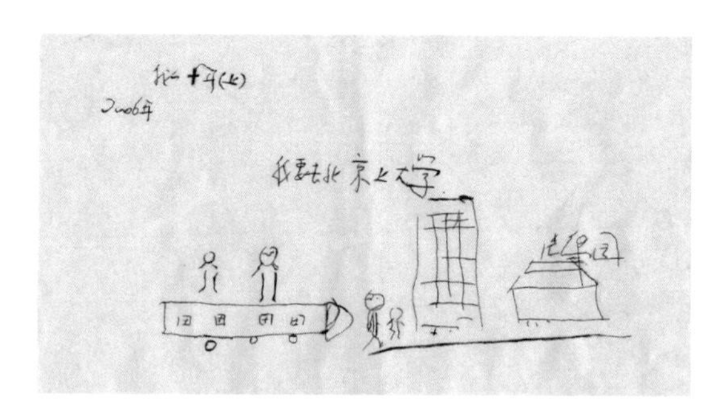

分享者 3：跟隨著老師的引導，閉上眼睛，回想到十年前的時候。我想到的是十年前正好是女兒小學升國中輔導班畢業的日子。在女兒小學升國中補習的過程中，我幫女兒在當地的旅行社報了一個「我要去北京讀大學」的夏令營活動。補習結束後，我就讓女兒和朋友的孩子一起去玩，這是女兒第一次單獨與朋友的孩子一起去旅行。雖然之前也有很多擔心，但

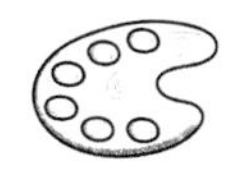

是與旅行社的隨隊人員有很多溝通，也了解了他們在這方面有很多安全的考量，所以在孩子出遊的那段時間，常常盼望晚上有時間和她溝通。孩子跟隨旅行社到達目的地後，我記得特別清楚，某天晚上，孩子坐在海邊打電話給我，很開心。尤其是孩子在電話裡跟我說，他們白天很忙，因為行程安排得很滿，到旅館的時候基本上都晚上十點或十一點了。有的孩子會很疲憊，不盥洗就睡著了。但她會整理自己的衣物、盥洗、把明天的東西準備好。當六天旅行結束，女兒回來後，隨隊的老師特意打了個電話給我，說孩子在六天中會按照老師的要求，詳細記錄旅行日記，同時個人的衛生也都打理得很好，這一點讓我也很欣慰。從那以後，國中三年的暑假，每一年我都會幫她安排和同學，或她最好的朋友單獨跟隨旅行社一起出去遊玩。這樣不僅豐富了她的眼界，同時也可以讓她交到許多在學校裡交不到的朋友，她很開心。現在我女兒已經即將大學畢業，回憶起國中的經歷，她非常開心。感覺女兒長大了，我也很開心，同時我也很感謝女兒在離開媽媽的日子裡，可以獨立照顧好自己。我的分享就到這裡。

韋老師：謝謝前兩位的分享。在這三幅畫裡面，我發射的這三個「飛彈」分別擊中的是什麼呢？我們來看擊中的這幾個點有沒有相同之處？沿著這個指導語的時間線讓時光倒流，帶給我們的啟示是什麼？首先我們看三幅畫表現的都是關係。第一個是老公和老婆，第二個也一樣，第三個是媽媽和女兒。第一個是：外面的世界很精彩，我很慶幸在那個時候走出來。第二個是：幸福的畫面、永遠的記憶。老公陪我買耳釘，以及騎腳踏車摟著肩膀，這種幸福的感覺。第三個是：放手即是愛，信任中有進展。你們會發現，在親子關係中，讓我們受益的是當初的一次勇敢。我們勇敢地把孩子交給他自己，讓他們獨自飛翔。因為我們的信任，給了我們今天美好的回報，因此沒有信任就沒有回報；沒有美好的畫面，就沒有記憶；沒有大膽的探索和嘗試，就沒有外面精彩的世界。我看到的三幅畫，都是指向關係。人就是在彼此的關係中、彼此的信任中、彼此的尊重中、彼此的愛中……才有了十年後，發射一個飛彈後，直指十年前某個畫面，都異口同聲地展現出來，經歷是最大的財富，可見體驗是人生的核心，也是永恆。今天你給自己一些信任，明天還你一個精彩的未來。

2. 未來的十年

指導語：下面開始畫第二幅畫。請大家閉上眼睛。然後想想從今天開始到十年之後，那時候的某一天，你在做什麼？那個時候你會成為什麼樣子？你的心情如何？你跟誰在一起？天氣怎麼樣？周圍都有什麼環境，你開心嗎？請把你看到的畫面畫在紙上。畫完可以對「未來的十年」做裝飾。

分享者 1 的作品：

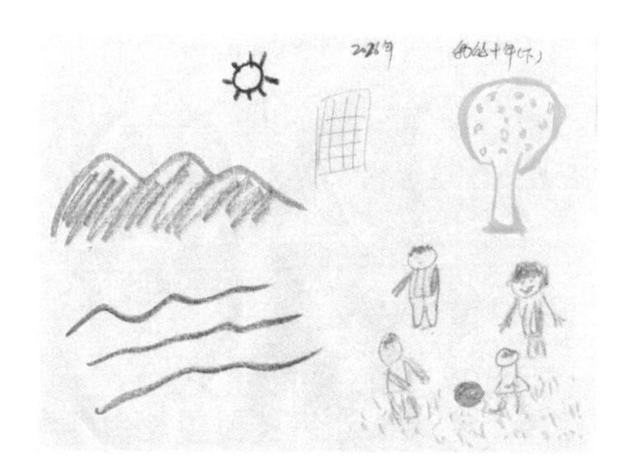

分享者 1：我不擅長畫畫，畫畫可能是我最弱的一項，但我的心情可以透過這幅畫表現出來。這是未來我的十年啊！我的家庭，我和我的丈夫，還有我的孫子和孫女們在操場上踢足球。這一天心情非常好，有陽光，因為時間的關係，忘記畫白雲了。那是一座山，山下面是河流，右邊是一棵樹，中間的方塊是一座大高樓。我非常激動，非常高興。現在有一個孫子已經兩歲了，希望兒子、媳婦生第二胎，希望是個女孩子。十年後我已經 63 歲了，那個時候應該是我享受天倫之樂的時光。所以學心理學之後，教育方面會有一定的優勢。我和我的丈夫帶著兩個孩子在操場上玩耍。我的未來十年應該是我人生中最幸福、最開心的時光，由於時間關係，這幅畫還沒有畫完，但我可以再描述一下那個時候應該是沒有壓力、享受天倫之樂、非常幸福的大好時光。

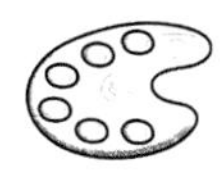

分享者 2 的作品：

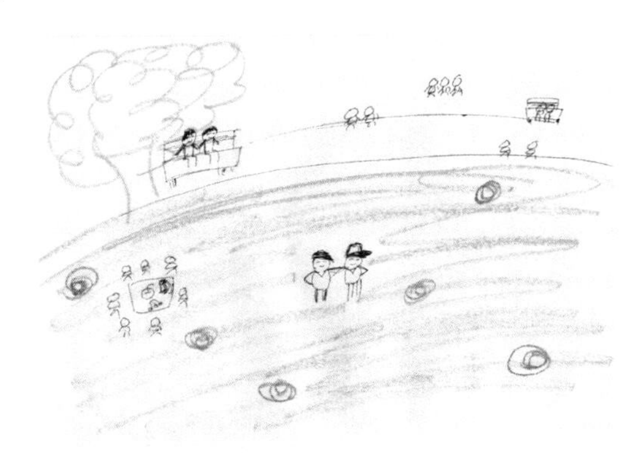

分享者 2：我的這個畫面是十年後在公園裡，我和我的孩子還有另一半在公園裡玩耍。我的孩子玩得很快樂，這是一次小型的聚會。我們坐在旁邊的椅子上，看著孩子們在玩。兩兄弟走得比平時更近一些，他們在聊天，一切都很好，兄弟情深，夫妻情濃，是我想要表達的一種感受。在公園裡的草坪上，我們後面有大樹可以乘涼。以上就是我想表達的一個場景，也是一種期待。

分享者 3 的作品：

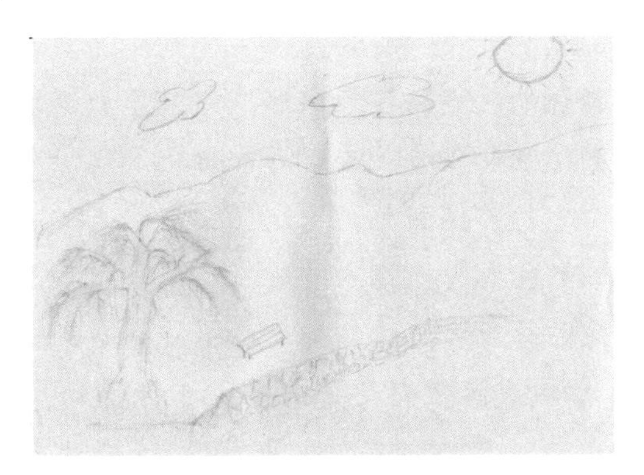

分享者 3：我想到的畫面是一個人在公園裡，因為現在有兩個孩子，很忙，所以想一個人，自由自在的。我畫的是柳樹，很想去有非常多柳樹的地方。

分享者 4 的作品：

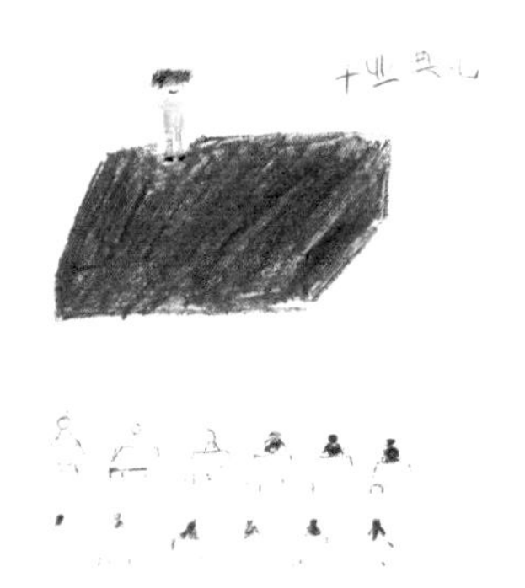

分享者 4：十年後，我的兩個孩子，正好一個大學畢業，一個高中畢業，我看到我參加小兒子的高中畢業典禮。陪伴他們成長到 18 歲，他們可以自己「飛翔」，想到這個時候，心情就很激動，所以我就畫下了這個場景。

韋老師：大家會看到以上四個人的分享中，他們的十年、他們的未來，都是有自己的希望和願景。有兩個是在關係中，希望自己未來的關係更加融洽。一個是希望自己的兒孫，另一個是在公園裡的全家福，而且還是背靠大樹乘涼。這應該是我們華人普遍的追求，這種追求是天倫之樂，就是他人是我人生的重要部分，這都是非常棒的，是我們的願景，這種願景往往也是很容易實現的。這種樸素的願景，只要我們願意多一些包容，多一些理解，願意去接納和尊重，去努力和付出，就會實現的。第三個，我們看到她想要自由，想要擺脫束縛。這個滿有意思的，因為社會最小的單元不是家庭，是個體。當每一個人解放自己的靈魂和思想，那這樣的社會就是一個真正道德的社會。道德的社會不是要為難自己讓別人開心，這不是道德的。道德是每個個體都是自由的，在自己的規律上前進。第三個，願景是自由的心靈。第四個是「我的成就」，成就是什麼呢？那就是她的孩子畢業了，也等於完成了她人生中的一個任務。因為養育孩子是自己的責任，是自己的成績，也是自己的事業，很多人把養育孩子視為一種事業，尤其是媽媽。這其中也反映了一個重要的核心 —— 自我與重要他

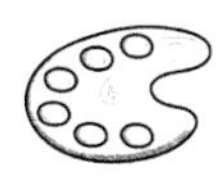

人。所以從今天開始，我們就要思考：我很重要，別人也很重要；別人很重要，我也很重要；我很快樂，別人也很快樂；別人快樂，我也很快樂。怎樣才能擁有獨立的自我，又讓他人因為擁有自己而覺得有價值？我覺得這是未來華人社會很多家庭在追尋幸福道路上的一個重要所在，做到這一點，每個人的人生旅程、人生的幸福才是有希望的，所以這是非常棒的一件事情。

我們來看整個繪畫的十年，一定要分類，分類之後去了解它的規律，找到規律，去開啟豐富的想像力，去創造，在這樣的軌道上，怎麼做都可以。今天我們用時間繪畫療法來看你對過去的歸因，以及對未來的展望。對過去的歸因決定你是不是活在當下，能不能面向未來；對未來的希望決定了你在接下來的人生旅程中，是不是快樂的，是不是輕鬆的，能不能丟棄過去的負擔，能不能對未來充滿期待和美好，這實際上也是心理學研究人員非常重要的一個使命。心理資本裡的四個層面，自信、樂觀、希望、堅韌，希望占了四分之一。「希望」也是正向心理學中主要研究的核心內容。而我們的心理學核心技術，也是圍繞著時間的希望展開的。時間繪畫療法、生命線、幸福路線圖、十年，這些技術都圍繞著時間。

第十章　塗鴉

一、關於塗鴉

本章的主題是塗鴉，首先讓我們想想塗鴉的歷史是什麼？古代也有塗鴉嗎？在古代，或者說原始社會，人類在進步當中，古代的塗鴉和今天的塗鴉又有什麼不同呢？

相關的研究顯示，「塗鴉」這個詞語，從唐朝開始就有了。後來人們就把塗鴉這個詞，用來表達謙虛的態度。比如文人雅士的作品，當他們覺得自己作得不好時，就會跟別人說：「請大家來看看我的塗鴉！」既然可以作為一種謙虛的說法，那麼正好顯示塗鴉與正式的書寫或圖畫是有一定差別的。也就是說，塗鴉看起來是一種「歪作」。從這層意義上來看，是不是所有的塗鴉都是歪作呢？不一定。比如有些考古學家在古代的岩壁上發現的「塗鴉」，不能算是真正的塗鴉，那我們怎麼確定古人在石頭上作的畫到底是不是塗鴉呢？又也許是因為好玩？也許那正是他們在放羊的時候，或打獵的時候，順手就在那裡畫了幾筆？不管基於什麼情況，這些都變成了一個重要的符號，成為我們發現歷史和解讀歷史的重要通道。可見，塗鴉是不可以用對和錯，好和壞，正與邪來評價的。

我曾讀過一篇論文，題為〈遊客塗鴉及其意義探討〉。我覺得這篇文章展示了塗鴉的來歷，也說明了塗鴉負面和正向的意義。我的觀點就是，既然是塗鴉，就沒有負面或正向的意義相對應。

負面意義的表現是，有些遊客到旅遊景點，在文物上塗鴉。但不能說塗鴉本身是負面的，而是塗鴉的行為。從角度來看，所有塗鴉應該都是正向的，因為它們都是心理的表達，它們都有這個功能。既然它是有功能的，是會產生一定效應的，那就沒有正向和負面之分。那麼它的功能有哪些呢？比如有符號的功能，符號的文化性和崇拜性，例如人們看到太陽，會覺得很偉大、很神奇，就會模仿太陽畫一個東西出來。那麼像太陽的這個符號，就是塗鴉而來的，是圖騰崇拜的結果。又比如草原上的人怕找不到回家的路，他就在石頭上畫一個記號，後人可以根據前人畫的符號回去，那這就是一個功能─指路。當然指路這種功能也會發生變化，比如在遙遠的古代，這個符號的功能是用來指路的，但現在發達了，人類有了指南針、定位系統，便不需要使用這種方式來指路了。後來說的指路，是指一種心路，它就變成了一種圖騰。比如草原的瑪尼堆（嘛呢堆）就是一種用石頭堆砌成的符號，後來石頭越堆越多，就變成了一種大的符號，這也是一種另類的塗鴉。

除了剛才石頭的指路功能，祖先們也有可能在其他地方為了表達喜怒哀樂，而用塗鴉的方式作畫。比如去打獵，別人打到了，他沒有打到，那這個人很氣餒，又或者他打的獵物被比他更強壯的人搶走了，那他可能非常懊喪和憤怒。正好當他很憤怒的時候，他發現身邊有一塊石頭，他就有可能在石頭上胡亂塗了一番。那麼這些留下來的符號，就是關於他的心情表達。

那我們最初的塗鴉，還有沒有其他重要的功能呢？我想應該是有的，比如它可能是一種交往的表達，可能就是要向別人表達一種意圖，也就是人與人之間的溝通。所以我們在一些研究中發現，有些盜墓者到洞穴裡面會寫暗語、畫幾個小圈。

今天從心理治療或從心理分析的角度來看塗鴉，它本身是一種心理表達，是一種無意識的流露，是不經意地把他內心的意圖、願望、情緒、內容的認知邏輯、價值觀暴露出來。這是因為人類在整個進化過程中，是由一系列的符號組成的，而我們塗鴉出來的一定是符號。你請小孩子畫一幅畫，他畫出來的可能是圓圈。又好比有人在開會時不願意聽主管講話，拿筆亂畫，他的行為也是無意識的。這些無意識畫出來的東西本身就是符號，我們就可以透過這些符號來解讀。

為什麼是可以解讀的呢？我之前在課堂中已經說過，人類發展中所有的事、物、人、形狀，都可以作為符號。所以從心理學的角度來看塗鴉，是可以解讀的，既然可以解讀，就可以診斷。也就是說，它可以作為投射測驗來做，同時塗鴉又是有隱蔽性的。我想表達一個東西，但是我又無法表達，所以透過塗鴉這種無意識的形式表達。當透過無意識的形式表達出來，就會沒有危險，也就達到了心理的釋放、表達的功能。它還可能有其他的功能，比如在塗鴉的過程中，就可以實現內部的整合，使關係更加連貫。現在有研究顯示，1 ～ 4 歲的小孩最喜歡塗鴉，而這也成為所有教育學者、心理學者、人類學者以及藝術家的共同研究。為什麼到了 4 歲之後就突然不感興趣了？兒童教育一直在提敏感期。不管是從德國引進的華德福教育（Waldorf），還是蒙特梭利（Montessori）的教學方法，還有像皮亞傑（Jean Piaget）做的一些研究，都在探索人類能不能在發展和發育成長過程中，找到其發展區和敏感區。

為什麼 1 ～ 4 歲的小孩就特別喜歡塗鴉呢？說明在這個時期，他們一定有重要的發展，這個時期的發展是與塗鴉相關的。透過塗鴉的過程，他們可以完善，有可能是視覺上的發展。但視覺上的發展和幾何上的發展是不統一的，是有先後的。比如他們可能會先畫一個圓圈，但弄不清楚這個圓圈跟自己有什麼關係。那從這個角度來看，我們是不是可以理解為，兒童在塗鴉的過程中，是有助於他們快速完善這個時期的認知呢？或者說可以使其認知的功能發展得更強大、更健全呢？如果兒童塗鴉有助於發展，那我們可以推及成人，成人和兒童之間有什麼不同呢？

人之所以越長大越孤單，是因為我們越長大越理性，越封閉越無法表

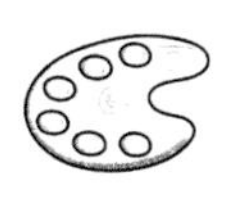

達，也不能夠放開自己。可以說越長大，塗鴉的這種能力就喪失了，或者說是過了那個敏感期了。這不僅說明塗鴉有最佳敏感期，也說明它有運用到神經認知的某一部分功能，那一部分功能會慢慢退化或被隱藏起來。那我們帶領成人做塗鴉的時候，是不是可以認為是一種迴歸（regression）？回到兒童那種塗鴉的最佳時期中，由此可以開啟自己某一個不成熟的部分，這包括兩個方面。越是在兒童時期有某一方面發展不健全、缺失了的，他的亂寫、亂畫可能性會越大。如果根據這個邏輯來看，我們就可以用塗鴉，針對某一部分人士進行幫助。進行塗鴉的心理技術幫助是不是更好呢？比如在情緒的表達上、在邏輯整理上不夠的人，請他來塗鴉會更好？這可能是未來的藝術繪畫治療有待研究的地方。

長大後我們可以透過這種方式來回溯，也可能會有針對性。那麼成人塗鴉，我們可不可以稱之為迴歸或者退化？比如一個老闆在說話，底下員工不願意聽；又比如一個老師在講課時，有個學生也不願意聽。這樣的情況下，他們會阻擋、抵抗，像一個小孩一樣在那裡不停地畫。所以是不是可以說他退回到無意識的層面？那我們是否可以理解為，用塗鴉的方式可以彌補當初的缺失，甚至修復創傷？

從文化學的角度來談塗鴉，有崇拜的符號、情緒的表達、生活的指路，還有交往。除了從這些角度來看塗鴉，還說到了心理學的功能，從這方面來看，塗鴉更適用於小孩子，因為他們正處在認知的關鍵發展期，而成人可能是因為過去的一種缺失，透過這個方法可以讓其重新退化、迴歸。

某大學的廁所門後面，出現過許多汙言穢語，是學子寫的；而某公園的石頭上有許多豪言壯語，後來了解是工人工作之餘，在那裡休息時寫下的。那麼，為什麼工人寫下的是豪言壯語，而那些學子寫的是汙言穢語呢？原因就在於環境。當時是從社會心理學的角度探討環境對人行為的影響。為什麼這兩種塗鴉的內容會有如此大的差異呢？一方面是因為塗鴉本身有宣洩情緒的功能；另一方面，塗鴉可以激發人們的正向能量。

我再強調一下，兒童一般在 14 個月開始會自發地亂塗、亂畫，這個行為一般會持續到 3 ～ 4 歲，這個過程其實可以幫助兒童在認知方面不斷發展、啟發和促進，如果這個時期有缺失，或沒有好好地完成，那以後在成人階段也是可以經由回溯完成的，在這樣的回溯過程中，其實是再一次激發他的敏感期，把他未發展完成的繼續完成，然後其曾經經歷的一些不良事件、受到的心理傷害等，在塗鴉的過程中，可以得到一定的修復。

二、塗鴉的功能

塗鴉不僅有診斷的功能，還有再次迴歸的補充和修復功能，另外還有創傷彌補、當下情緒宣洩的功能。兩人也可以一起塗鴉，那它就具備了建立接納友好的親密關係的功能。我們這裡說到了互動塗鴉，比如諮商師和來訪者一起塗鴉時，來訪者畫一點，諮商師畫一點，如此反覆，這就是相互建立關係的過程。

塗鴉在諮商中就可以實現兩個功能，一個是互動塗鴉的功能，一個是諮商師和來訪者之間建立諮訪關係的功能。這兩個功能可以相互交叉，在利用塗鴉建立諮訪關係的同時，諮商師又可以藉助互動塗鴉的啟發，使來訪者變得更加開放，更能開啟自己的無意識。其實，塗鴉還有第三個功能，就是在這種健康的關係中，重新去獲得他的關係能力，等到回到他真實的關係中時，他就可以有辦法去對待。

兩個人在塗鴉時，你畫一筆，就好像你走了一步；我畫了一筆，也好像走了一步，我們倆像在跳舞一樣，大家能想像到這樣的畫面嗎？我們在同一張紙上畫畫，塗鴉的時候，就如我們倆在跳舞。只不過，跳舞用的是腳步和身姿，而塗鴉用的是心情、認知、筆和色彩線條。

塗鴉這種繪畫療法功能很強大，而且它尤其適用於兒童，以及出現心理障礙的成年人。比如創傷性的障礙、社交相關的障礙、自閉型的障礙等。

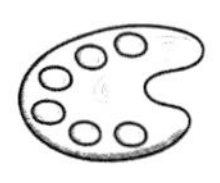

三、塗鴉的干預

曾有學員問我一個問題，他準備去看望一些問題家庭，去做危機干預，但不知道該怎麼做。我就跟他說，無論都市還是鄉村，親戚家裡發生變故，比如一把火把家燒光了，又比如他家裡有親人離世，或孩子夭折了。那身為親戚朋友，我們應該怎麼做呢？我們可能找一個時間，帶一點小禮品，夫妻兩人或一家人到他家去坐一坐，其實也沒有什麼目的，沒有預設去了以後一定要跟他說什麼話，做什麼事。但我們去了以後，對方可能會根據當下的心情，向我們傾訴或痛哭一場。如果他說，我們就聽；如果他不說，我們就在旁邊陪伴。

我們對心理治療和心理干預，有一個狹隘的錯誤，就是覺得我們一定要做點什麼，而且做了之後一定要有作用，或是在做之前一定要準備什麼。這幾種做法都不太好，這些都是沒有真正地尊重。

對於干預，我們可以理解為它不僅僅是要行動，也還可能包括不行動。干預，不一定要有方法。

這個例子跟塗鴉法有什麼關係呢？就是要大家不一定要提前假設好，治療一個來訪者的某種心病，不一定要假設發現了什麼。

一定要帶著這種態度：對待這一類的技術，不要太主觀，不要太武斷，不要太多的預設，不要太預想要達到什麼效果，陪來訪者一起玩就可以了。

使用這種技術方法需要注意的是：玩，自由地放鬆地玩。當能達到這種自由放鬆的狀態時，那本身就是最好的效果了。塗鴉法其實就是在釋放心靈的自由，有問題的人就是心靈不自由，一個心靈不自由的人，畫出來的符號就不一樣。

它要不就是個圓圈，這是一種自閉的訊號，要不就是一個鋸齒，這是一種動力的訊號，畫者可能有一股力量但沒地方使用。它有可能造成兩個方面的結果，一個可能具有攻擊性、破壞性，一個就可能具有建設性，都只是表達一種動力，無好壞之分。他有可能會畫一堵牆、一個柵欄等符號，就是要把自己阻隔起來。這些符號的背後，恰恰就說明需要塗鴉的人—要用塗鴉療法的兒童和成年人—本身就是心靈不自由的。

不自由就意味著有能量沒有釋放出來，有情緒需要宣洩出來，有願望沒有實現，所以這一點是非常關鍵的。

在這裡你或許會發現一個問題：在傳統的解讀中，鋸齒可能是侵略性的象徵，也有可能代表鬥志昂揚的思想，所以遇到鋸齒類的符號，都是有動力的象徵，動力是中性詞，不具備正向或負面意義。所有的塗鴉都沒有正向和負面之分，比如鋸齒可能表達動力，動力就說明有力量沒使用出來。如果去搶劫，就是破壞性的；如果和警察一起去抓小偷，那就是建設性的。所以動力無好壞，代表動力的這個符號也沒有好壞，塗鴉更沒有好壞，塗鴉法背後有著深刻的意義。

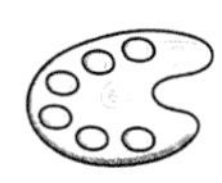

四、塗鴉法技術操練

（一）準備階段

1. 工具準備：B3 紙。
2. 時間準備：20 分鐘左右。
3. 環境準備：安靜的環境，有足夠作畫的空間。
4. 心境準備：放鬆。

（二）操作過程

自我塗鴉

引導語

請拿一張 B3 紙，只用一半，準備 20 分鐘的時間開始作畫。任意塗，自己想怎麼塗就怎麼塗。也未必非要塗滿 20 分鐘，只要覺得塗完了，就可以停下來欣賞自己的畫。自己看看，幫自己做個自我分析。然後進行分享，分享之後我們再進行互動塗鴉。

分享過程

下面這幅畫是我的塗鴉，以及學員對我的塗鴉進行的表達分享。

韋志中塗鴉作品：

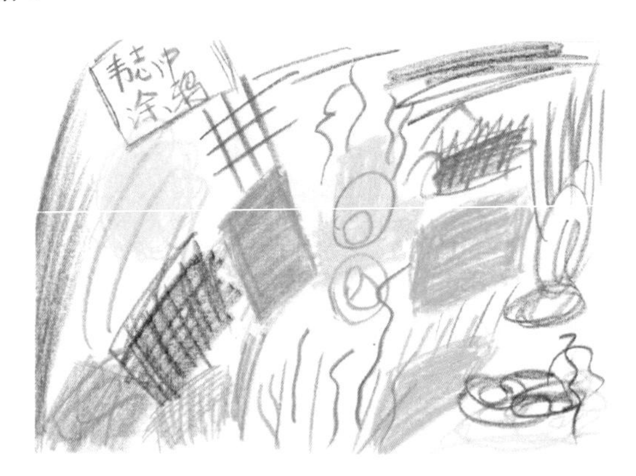

分享者 1：首先分析的是韋老師的塗鴉作品。我的感受是，從這個圖形上來說，他的內心有封閉的地方，有說不出來的苦衷。同時還有負面的東西，其實這些東西每個人都有，心理都是多面的。再從色彩來看，有暖色、有冷色，和圖形的感覺差不多。韋老師身為一位老師，非常有智慧、睿智，是我非常敬佩的人。但是他內在的一些情緒，我覺得韋老師自己也在釋放這些東西，韋老師畢竟是一位大家，在塗鴉的過程中，十分有條理，同時我感覺他非常清楚自己的問題在哪裡，自己的成長點在哪裡，自己的盲點在哪裡。這就是韋老師的塗鴉帶給我的感覺，不知道對不對，請韋老師多多批評，多多指正。

分享者 2：看韋老師的塗鴉，我覺得中間紫色的像是河流，流淌的河流，給整個畫面帶來了一種生機、動感。然後是一些方塊，我覺得是田地，豐收的田地，它為我們帶來的是未來富足的物質條件。右下角像是一隻飛翔的雄鷹，但是似乎又被纏住了翅膀。左側那團黃色的我不知道是什麼，但它特別刺眼，也許是因為這個色調特別亮，還有中間那團黃色的圖案，我也不知道代表什麼，因為暖色調看起來特別醒目。最吸引眼球的是左側特別醒目的、高高的、細細的，像蘆葦一樣的，我不知道它代表什

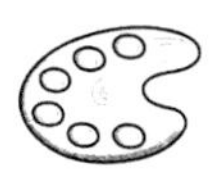

麼，就是感覺比較舒暢。

分享者3：看到這幅塗鴉作品，它最吸引我的是中間紫色蠟筆構成的線條或圖案。我覺得它和周圍的這些塊狀的圖案有很大的不同，它的線條非常流暢，感覺很柔美，很舒服。我的感覺是，它有一種向上升起的力量，好像是穿越了某種阻礙的力量。整個圖畫的色彩很清新、漂亮，雖然這些方塊各種顏色都有，但並不亂，主要是藍色、黃色還有黑色，布局讓我覺得很舒服。兩處黑色的圖案，是我比較關注的地方。我想如果是我朋友的畫，我會跟他聊這兩塊黑色，好像有經過修改，因為這兩處的線條不太一樣。還有這幅塗鴉作品的左下角有「世界」這兩個字，如果是我朋友的話，我也會跟他進一步聊，這兩個字在整幅作品中有什麼含義，然後根據他的答案繼續聊一聊。最後一點，畫面左邊的那兩道紫色的弧線，我在聽其他兩位同學分享的過程中，覺得那像是雨後彩虹。

分享者4：這個畫面整體給我的感覺還是滿清新的，五顏六色，感覺正向的能量比較多。然後發現幾個問題，畫面上有鋸齒一樣的東西，還有圈圈和菱形塊。剛剛老師說過鋸齒狀的圖形是一種力量的象徵，是由下向上的形狀，像火苗一樣向上的一種力量。圈圈裡面還套著小圈圈，這些圖形都是對稱性的，而且都是成雙成對的，我不太好意思說象徵著什麼，而且我看到右下角有一條黑色的小魚，像是在吃食物，旁邊是一個網，不是釣魚的網，且是黑色的網。左上角「井」字狀的東西也像個網，這裡面不知道隱藏著什麼意義。

韋老師互動與指導：好的，謝謝以上四位的評論和分享。

那我先來回應一下，我在畫的時候就告訴自己隨意塗，我拿彩色筆也是隨機拿的，就覺得不要塗這麼黑。一開始就在塗方塊，後來覺得不應該一直塗方塊，然後又塗別的，就是這樣的過程。其實塗完之後，我自己也不知道是怎麼回事，心裡也沒有數。但有幾個是意識到的，比如說「世界」，這是我寫的，寫完之後我就覺得不對，想把它擦掉，或者是在這個「世界」上再塗一重色彩，這個時候我想表達的意思逐漸出來了，把這個塗掉的話，不就是用一種東西在掩蓋另一種東西嗎？一種色彩掩蓋另一種色彩，其實就是對某一種東西的否定。我就有了這樣一個短暫的想法，這是在意識層面想到的。

還有就是大家都一直說的這個旁邊黑色的東西，說是老鷹或金魚，的確是我畫的兩條金魚，一條是黑色的大金魚，一條是黃色的小金魚，就是在右下角，這個是在我意識層面意識到的。畫完上面，我發現沒有生命，就畫了魚，然後我又想「不是還有那種黑色的金魚嗎？」，於是我又畫了黑色的魚，畫完之後，手裡拿的還是黑色的筆，就畫了一些網。在這之前都是意識層面指揮我去這樣畫的，畫網狀圖案的時候，我就已經沒有意識要去這樣做了。

在我分享的時候，也有成員忍不住會說，他和其他人的觀點都不太一致，覺得我的畫比較衝突。現在大家可以跳出來看這件事，他們四個人的分享就是分析，分析就是投射。看韋老師在作畫的過程中，是怎麼做到大部分是無意識地表達或是怎麼做到有意識的比較少呢？透過這個來想像來訪者怎麼不讓他有意識地去作畫呢？

這是第一個問題。所以我們的引導語，我們的帶領，就是要讓他自由、自然。然後大家再來看這四個人的表達，都不一樣。這四個人的表達都不同，有的說了跟我的關係。有的是直接說，但是在說的過程中，比如說到有一處表現出說不出的苦衷，緊接著又會補充人人都會有；說到圖畫中表現出不良情緒，又在後面加入每個人都會有的。從他們的分享中，我們可以看出什麼？我們可以看出，身為一個心理諮商師或身為一個帶領者，我們不需要擔心，這種不擔心的做法有個前提是，你沒有過度投射在對方的作品上，因為沒有投射的話，就不需要擔心什麼，都是很客觀的描述，都是商量性的口吻，不是安慰性的口吻。

這是我想告訴大家的，要跳出來看大家的分享。有人可能會問對或不對的問題，關於無意識的圖畫，本身就沒有對錯，所以繪畫本身也不存在對與不對。還有另一個問題，關於魚和網的問題，有的人說看到了，有的人說沒有看到，那是不是說明看到的人分析準確呢？沒有一個分析大師可

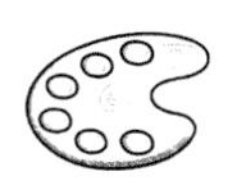

以說清楚自己在說話時的無意識行為有什麼意義。所以無論你看對了一點，還是沒有看到，都不能說明什麼。那我們遵循的原則是什麼呢？符號原則、關係原則和表達原則。那些符號基本上代表一個懷疑的對象和方向，沿著這樣的方向，然後做進一步的分享。而你和對方的關係原則，決定你們的溝通是否順暢、是否真誠、是否更溫暖。表達原則也是透過塗鴉的這種方式表達出來，也許你看不到，但是已經表達了，那麼就已經達到一定效果了。

還有一點，剛才在分享的過程中，有人提到，看到畫中有成雙成對的圖案出現，這一點的確滿準的，這也是我近期的一個主要課題。不是一個人，應該說不是一股能量，而是兩股能量。

相互塗鴉

指導語：

接下來利用 10 分鐘的時間進行兩人的塗鴉。如果你身邊正好有人，那可以邀請他們一起，拿出剩下的一半白紙，兩個人一起畫。注意不要相互侵犯，但是又要有交融，在這個過程中，注意自己的感受。比如，你和你的家人，跟自己的丈夫、小孩，如果身邊沒有人，你也可以一人扮演兩個角色，自己和自己進行塗鴉。就像《射鵰英雄傳》裡面的老頑童周伯通，左拳打右拳，然後一個人練兩套拳，隨意地把你的心情表達出來。

下面首先是一位學員對另一位學員相互塗鴉的觀後分享，然後是畫者的自我分享。

互動塗鴉作品：

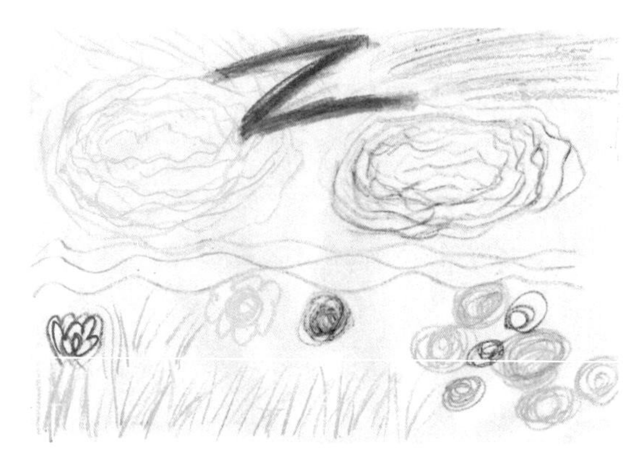

觀者分享：這幅畫給我的感覺就是——距離產生美。占最大篇幅的這兩團線團似的圖形，它們是有一定距離的。而它們的上面，像一個大寫的Z，也像閃電。兩側是由不同顏色的底組成的，貌似距離很近，是因為擦出了閃電。下面兩個綠色和藍色的圖形距離比較近，那些小的圓圈距離卻比較遠，沒有重疊。我感覺這幅畫當中，有很多力量盤旋，好像是糾結於一些事當中無法自拔，這也跟我剛才說的距離產生美是有關係的。我也很想向這幅作品的作者詢問，這幅畫是幾個人畫的。其實這幅作品中，基本上只有三種符號，線條、花，還有一圈一圈的同心圓式的圖案，然後就是一些沒有力量感的線條。應該說這裡面有一些敏感的成分，一些接力的成分。

畫者分享：我這幅畫是一個人完成的，右半部分是用右手，左半部分是用左手畫的。一開始我只畫了一個藍色的、像雲朵一樣的圓，左手就畫了一個黃色的類似的圓。我不知道畫什麼，就在上面畫了一些弧形的線條，畫著畫著我覺得很多彩色的筆像彩虹一樣。右手畫完之後，我就一直用左手再在左邊畫了一些像柳樹樹枝一樣的東西，我感覺是風。然後就開始左手、右手換著畫。右邊畫下面的那些圈圈，一開始我也不知道是什麼，後來覺得應該是些小石頭。左邊的花是路邊的小花，畫完之後我覺得這應該是連起來的，就用了一個閃電的形狀和三個曲線，表示河水。之後

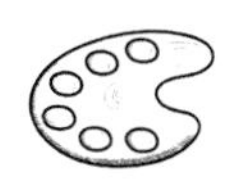

覺得兩個圓之間太空了，就畫了類似的線條，把它們填滿，也是分別用左手和右手填的。我作畫的過程大概是這樣的。老師們對我的指點對我也有一些觸動，現在還沒有整理好，我自己慢慢地整理吧！再次謝謝韋老師，謝謝大家。

韋老師：謝謝兩位同學的分享。這種無意識的塗鴉法的確真正反映了我們的內心世界。它像一個密碼電報，我們可以進行解碼。我也會被這樣的解讀撞到一些東西，透過這樣的分享，沿著這樣的思路，也打破了一些東西。

我們要注意的點是，關於自己的感受和感覺要少一點。感受什麼時候表達呢？是為了促進關係，為了表達真誠，為了自我暴露的時候表達。那麼其餘的時間，你要表達什麼呢？要表達你看到的現象，一些表示疑問的地方。但看透不說透，我們要做暗分析，即便你看出一些東西，也不能說，只能進行分享和討論。

本章大家學習到的塗鴉法是文化的塗鴉，是歷史的塗鴉，也是藝術的塗鴉、心理的塗鴉。這是心理世界的密碼，我們可以藉助符號系統的象徵意義，對心理世界進行探索，所以我們還需要在文化符號知識方面繼續學習提升。

第十一章　心理二維條碼

一、學習、體驗和成長

本章學習繪畫心理治療技術中另一個重要的技術：心理二維條碼。在這之前，先和讀者們談談「體驗和成長」這個話題。

大家是否發現一個現象：最近一、兩年微課程流行起來，大家都希望能進行各種主題的學習，可是在學習過程中，參與者並不是很多，很多人在進去之後，就期待在參與後可以拿到錄音或錄影，有些人在參與的同時一心二用，做別的事，甚至還有一些繳了錢但沒有真正去學的人。我說這些就是想和大家分享，學習的過程也是體驗的過程。

有一些課程只講授理論和方法，缺乏體驗，我也曾經在微課程上講過繪畫心理治療技術，本書有些案例的分享也是選自微課程。了解我的人、看過我的書或上過我的課的人都知道我的上課風格，我非常注重體驗，不管是面授課還是網路課都如此，但即便如此，還是有些學員每次上課都不在當下，不在此時此地，或者一心二用，或者事後要錄音，根本達不到學習的效果。幾年前，我在某大學開繪畫治療藝術工作坊時，該大學心理諮商中心組織了幾十個人，請我為他們上三天的繪畫治療課。上課過程中，我想帶領大家體驗時，有部分學員一邊哭泣、一邊在自己的本子上記東西，於是我把每個人的本子收掉了，也就是說，在接下來的學習中，不讓他們再用本子去記。之所以這樣做，是因為我自己非常清楚地知道，如果你有了內心的感受，而你這個時候還要問道理，問為什麼，感受就會被拿走。雖然我現在想想，當時的做法可能有一點極端，但我還是依然相信這個做法是對的。因為如果你自己內心波濤洶湧，你還想用理性控制它，然

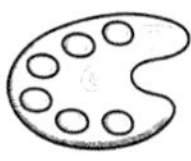

後去學知識，結果體驗得不夠充分，知識也沒有學好。

所以，體驗到了就是你的，體驗不到也不要貪心。這些年來，我看過太多這樣的學習者，我從 2006 年到 2012 年，每年有一百天在全國開展工作。這些年來我看到太多的人，拿著錄音筆，甚至拿錄影機架在那裡，沒有好好地上課，回去之後互相傳遞這些數據，還有人在社群媒體裡賣影片。可是我要問，我們真正學到的東西有多少呢？我們要到了那些錄音、錄影或筆記本又如何呢？我們自己在職業生涯中的成長速度又怎麼樣呢？

我相信這一點，我們學繪畫心理治療技術的操作，如果無法帶領當事人在當下投入進來，無法讓他們不要像講述別人的故事一樣講述自己的故事，如果你做不到這些改變，是不會有效果的，所以體驗就變得很重要了。體驗與學習、體驗與成長，是大家一定要去親身感受的，繪畫的每一種技術，也需要大家親自操作，只有自己操作了、有感悟了、在投入中有收穫了，你才能真正掌握好這些技術，才能真正運用這些技術。有一次跟我學繪畫心理治療技術的學員找我求助：「韋老師，我的一個來訪者來了，他找我做心理諮商，我不知道該怎麼開始。」我說：「你就拿出一張紙，跟他說這裡有不同顏色的筆，問他想做什麼、畫什麼，隨便在這裡塗一塗就好了。」這就是上一章我們學的塗鴉。他做完之後回饋給我：「老師，對呀！我突然之間怎麼愣住了？我學了這麼多，繪畫也學了，怎麼不知道用呢？」我說：「對啊！你從來沒有開始，怎麼可以呢？」所以這是一個非常重要的事情。

二、心理二維條碼

嚴格來說，心理二維條碼不屬於繪畫心理治療技術，它需要畫畫的部分很少，但我們可以藉助繪畫的形式去展現它。心理二維條碼是一個非常重要的技術，它可以用來全面地了解自己，還可以非常深入，成長的前提就是對自身的了解。我們幫助別人成長，也是讓他了解自身。只有了解自己，才能解決自身存在的問題，進而幫助他人解決問題。

（一）準備階段

1. 工具準備：一張B3紙、鉛筆。
2. 環境準備：安靜的環境。
3. 心境準備：放鬆心情，開始自我梳爬整理。

（二）操作過程

1. 指導語：

沿著B3紙的邊緣畫九個格子，如下圖所示。
在第一個格子的左上角寫上「祖先」；
在第二個格子的左上角寫上「外形」；
在第三個格子的左上角寫上「家庭」；
在第四個格子的左上角寫上「情感」；
在第五個格子的左上角寫上「能力」；
在第六個格子的左上角寫上「習性」；
在第七個格子的左上角寫上「性格」；
在第八個格子的左上角寫上「價值觀」；
在第九個格子的左上角寫上「未來」。

祖先	外形	家庭
情感	能力	習性
性格	價值觀	未來

（圖示）

二維條碼的框架搭好了，接下來我們要在這個框架下填內容。九格當中每一個格子都有一個關鍵詞。圍繞這些關鍵詞，你可以用鉛筆在裡面寫任何符號、文字，用畫筆畫任何圖形、畫面。你想到了什麼，就寫或畫進去，在格子裡面寫上任何你能想到的關於這個詞的詞語或句子，寫得越多越好。

等文字都填寫到這九個格子上了，關於一個人的心理二維條碼就做好了，這種方式是不是很有趣？按照這樣的思維，比如未來我們要出一本書，這本書每一頁只要印一個二維條碼就好了。因為我們一掃二維條碼，手機就可以出現這一頁的內容，甚至比紙張上面的內容還要多，馬上就可以影印出來。任何東西都可以生成二維條碼，每個人也都是一個二維條碼圖，如果用心理解碼器掃描的話，就能馬上了解這是一個怎樣的人。心理二維條碼的背後其實是一個很強大的訊息系統。

不知大家是否想過，我們做心理諮商其實是在做什麼呢？就是在做改寫二維條碼的工作。英國某個機構有一項研究叫「56」，在小孩生下來之後，按照不同群體，對他們進行跟蹤調查，1 歲時看他的生長情況，到 7 歲時，14 歲時，21 歲時……每隔七年跟蹤調查一次，最後到他們 56 歲時，把紀錄拿出來看，發現一個問題：他的家族或上一輩是什麼樣子的，他的下一輩基本上也會是什麼樣子。這項研究正印證了民間所說的一句諺語—「龍生龍，鳳生鳳，老鼠生的兒子會打洞」。也就是說，你的基因決定了你的孩子是什麼樣的人。我們這裡所說的基因，主要是心理的、文化的基因。

最近我在做一項愛情心理學的研究，即那些在家族中施暴的男人，能不能停止他們的暴力行為？那些有家庭暴力的人，實際上很難不打老婆，不打孩子，為什麼呢？因為他是從上一輩那裡學來的，這種學習是一種文化的影響，成為其文化基因裡很重要的東西。文化基因分兩個層面，一是整個人類或家族遺傳下來的東西，另一個是一個人出生後受到的教育文化的影響。

比如一個人到了一定的年齡後會禿頭，其實是他的生活方式決定了他髮量越來越少，他的基因是受他的食物來源、生活影響的，在那個時候，他的牙齒或者頭髮都會不同。比如身材較肥胖的人，一般 40 ～ 50 歲的女性，她在 35 歲左右就會開始發福，為什麼呢？因為她不再嚴格要求自己，她的行為主動地發生變化，比如主動穿寬鬆的衣服，主動減少運動量……時間久了，她的這種行為就會導致她的肥胖。所以她的孩子學到的基本上也會是這種行為，孩子到了三十幾歲時，也是跟她一樣的體型、一樣的身材。而那些自制力比較強的家庭，他的父輩，人到老年依然身材筆直，這也跟他的文化基因有關。

文化是約定俗成的一些行為，且會讓人不斷重複，日久就變成文化了。比如某家裡的人都覺得站著不如坐著，坐著不如躺著，那他肯定就會習慣躺著，然後就躺出了肥胖的體型。我舉這個例子是想說明，很多人認為他改寫了自己的家庭，實際上很多企業家都在擔心一個問題—富不過三代。很多人一輩子做牛做馬想改變孩子的命運，農民種了一輩子的地，起早摸黑地賺錢，最後供他的孩子去讀大學，表面上看孩子進了大學，擺脫了在農村種地的命運。只要他沒有回農村種地，他母親就覺得好像孩子的命運已經被改寫了。其實，孩子雖然不在農村種地，但他在都市裡做的同樣是「種地」的事情。

人類學家去問放羊的孩子為什麼放羊，他說是為了賺錢；為什麼賺錢，說是為了賺錢娶媳婦；為什麼娶媳婦，說是為了生孩子；為什麼要生孩子，說是為了繼續放羊……如此重複。可突然有一個放羊人醒悟了，說要讓自己的孩子上大學、當老師，到都市工作，多體面！他有了這個想法，只是改變的第一步，然後孩子考完大學了，讀完大學後如果他當了老師，問他為什麼教書，他說是為了賺錢；為什麼賺錢，說是為了要娶老婆；為什麼要娶老婆，說是為了生孩子；為什麼要生孩子，說是要讓他讀書；為什麼

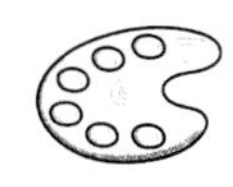

讀書，說是要讀書賺錢……於是這種思維又一直重複。現在有許多大學教授也是如此，不過是從放羊的變成讀書的，從在國內讀書變成到英國讀書，可是文化基因沒有改變、思維沒有改變，所以命運並沒有被改變，只是表面上看起來改變了而已。

這是很有意思的一個現象，有一次我在電視臺做節目時，一個主播跟我說：「韋老師，我想與你探討一個問題，我參加一個鋼琴家的現場演奏會，許多成功人士都去支持他，然後他問我，『為什麼我感覺還像在鄉下那樣，突然像暴發戶那樣成功了，儘管請來這麼多人支持我，我還是有一種自卑感。』」雖然這位鋼琴家已經很出名了，但他父母階層接受到的是另一種完全不同於他現在所處的這個環境下的文化，是農村文化，是農民文化的心態，所以他今天依然還是這樣的心態。

我之所以說了這麼多，就是為了鋪陳我接下來要說的心理二維條碼技術。我在想，我們做心理諮商就是要去了解自己的基因。比如你骨子裡就是自卑的，那你就會有一個自尊的行為，一個系列性的行為影響著自己。所以我們想改變一個人的心理心態，想改變一個人的命運，就要讓他繪製出他的心理二維條碼。

我們用九宮格做了一個研究，之所以要用一張大的紙，是因為這裡面要填大量的訊息。雖然這個二維條碼不能百分之百準確，但也一定是相對準確的。如果是你的主觀認知，再加上其他人的認知來進行改寫，那二維條碼就會變得更加真實。如果再進行心理分析、自我成長，經過若干年後，你的二維條碼就會更加真實。

像我前面提到的放羊的人，他讓孩子去讀書，但並沒有改變他的文化基因，那他有沒有可能改變呢？有的！大家知道蘇武也放過羊，但他在放羊的時候，在研究羊的文化，研究羊和草原的關係，然後他開始有了人生的領悟。莊子沒有讀大學，也沒有做大官，但他的思想和學問影響了整個

人類社會，包括老子也是。也就是說，人不一定要改變外在的形式，但內在的心理二維條碼的文化基因改變了，這個人基本上就可以改變了。

我的心理二維條碼是怎麼產生的呢？有一天，我哥哥打電話給我，他是一個工頭，他說工人很難管，都是一些從鄉下來的。我當時就產生了一個想法，我發現我開工作室開了這麼多年，我自己都是怎麼管人的呢？後來發現我根本沒有管人。為什麼這樣說？每一個跟我學習的人，實際上就是師生關係。他們稱我為老師，而不是老闆，只有少數人會稱老闆，實際上我願意把他們當親人。那這個現象的背後說明什麼呢？說明我是不可能成為合格的「老闆」的。我哥哥說這個事情的時候，我就想到我為什麼不走這一步呢？原因在哪裡？我骨子裡有一種東西，這種東西就來自家庭教育，就是父母親對我的影響。從這件事我就有一個思考，你是一個怎麼樣的人，基本上已經定了，很難改變這種基因。

2. 分享過程

L 的作品：

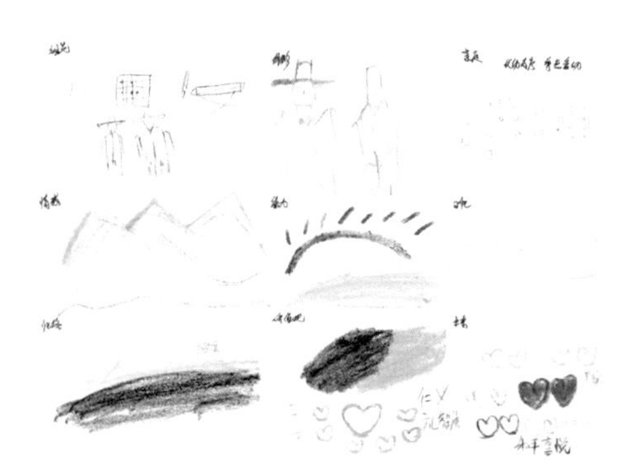

L 的分享：我想要表達的是一個書香門第，有琴棋書畫的一幅圖。外形是端莊的、穩重的、和善的。家庭：我們家屬於長幼有序、尊老愛幼，一家人都很好。情感：我畫了山和水，男人如山，女人如水，我覺得我的家人可以這樣表述。能力：我希望我整個家族的能力就像陽光一樣，溫暖

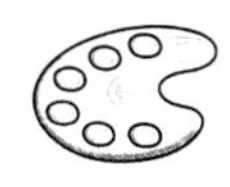

的、溫和的，但是充滿力量。習性：我就想到了水，只有水是不管遇到什麼樣的環境都能接納和包容，有容乃大，就高就低，就方就圓，都可以，屬於隨遇而安的那種，隨心、隨性、隨行。性格：我覺得就像我畫的厚實的大地，還有綠色的草，代表了勃勃的生機，還有踏實的感覺。價值觀：我想到了孝和善、仁義禮智這些好的品質和家訓，以及好的行為、性格，還有這些為人處世的道德規範……等等。未來：我想是一個喜悅、平和的未來，表達了美好的願望。我想這是父母傳承給我的善良、忠厚、和平、喜悅、與人為善的基因吧！我願意繼承這樣的性格，既溫暖自己，又能讓別人感到溫暖。

韋老師：大家聽到L的分享，基本上圍繞的是「我想要表現的」、「我感覺到的」。其實心理二維條碼的繪畫圖，它畫的應該是真實發生的事情，真實存在、經歷的事情。至少是有依據的，比如說我的身高是多高，體重是多少，外形是怎麼樣的，走路的時候是急性子，還是慢悠悠的……這些才是你的訊息。二維條碼應該是一個真實的狀況，而不是像九宮格畫一樣，它不是一個願望。

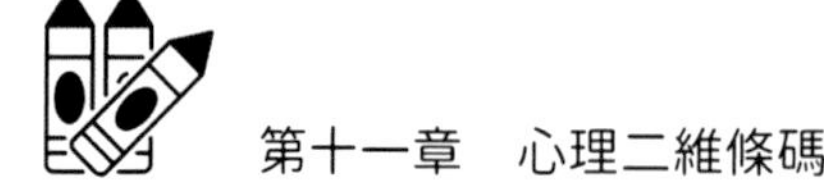

分享者 2 的作品：

~~阳光~~祖先 正直 善良 纯朴 大方	外形 苗条 细长 匀称	家庭 和谐 充满正能量 积极向上 勤劳 温暖 有家的感觉
情感 丰富 细腻 敢爱敢恨 有担当	能力 语言能力非常好 社交能力 表达能力	习性 随和 正直 善良 勤劳
性格 活泼 开朗 热情 大方 正直 善良 乐于交往	价值观 正直 充满正能量	未来 美好 和谐 充满正能量 物质、精神富足 好的工作有收入 父母身体健康 夫妻互帮互助 邻里和睦

分享者 2：祖先：正直、善良、純樸、大方。我腦子裡出現的畫面是，我的祖祖輩輩都是農民，面朝黃土背朝天，勤勤懇懇種地，所以我寫出來的就是「正直、善良、純樸、大方」。寫到外形的時候，我就用了和我身材比較符合的「苗條、細長、勻稱」。看到「家庭」這個詞的時候，我就想到了我的爸爸、媽媽，還有爺爺、奶奶，我們的大家庭非常和諧，而且充滿正能量。我的爸爸、媽媽教我的都是積極向上的東西。所以我在寫的時候就想到了「積極向上、勤勞、溫暖」，有家的感覺。我的情感是非常豐富、非常細膩的，我是屬於那種敢愛敢恨，做事情勇於承擔的人，所以我寫出來的就是「豐富、細膩、敢愛敢恨、有擔當」。看到「能力」這個詞時，我腦袋裡一片空白，就想到了「社交、表達、語言」。沒有太多的詞彙形容，所以就寫了「非常好」。看到習性這個詞的時候，我真的不知道該怎麼寫，怎麼做，所以我就根據自己的心情，寫了「隨心、勤勞、善良、正直」。勤勞、正直、善良是源於我的父母，而我當下的心情是隨心，跟著感覺走。性格是「活潑開朗、熱情大方、正直善良、樂於交往」。凡是跟我接觸過的人，都說跟我交往很舒服，他們很願意跟我做朋友。「價值觀」對我來說是一個非常籠統的概念，我不知道怎麼寫，所以就寫了「正直、充滿正能量」。看到「未來」這個詞的時候，我眼前出現一幅畫面，畫面很好但我畫不出來，所以我就寫了「美好、和諧、充滿正能

量，物質精神雙富足，我的孩子學業有成，父母身體健康，夫妻之間互相幫助，鄰里之間非常和睦」，大家非常愉快地在一起玩耍。春天我們大家一起邁著歡喜的步伐，大家庭的人都在一起很美好。感謝韋老師，感謝大家，我的分享到此完畢，謝謝！

韋老師：這兩位分享的都是形容詞，都表達了自己的願望，心理二維條碼是我們的文化基因訊息庫，它分九個方面。你一定要真實地展現你的小數據，你的小數據就是「有什麼東西」,「是什麼東西」。有多少訊息，要展現出來。但我要提醒學員們注意到這個現象，為什麼大家在分享的時候會出現這樣的狀況？

分享者 3 的作品：

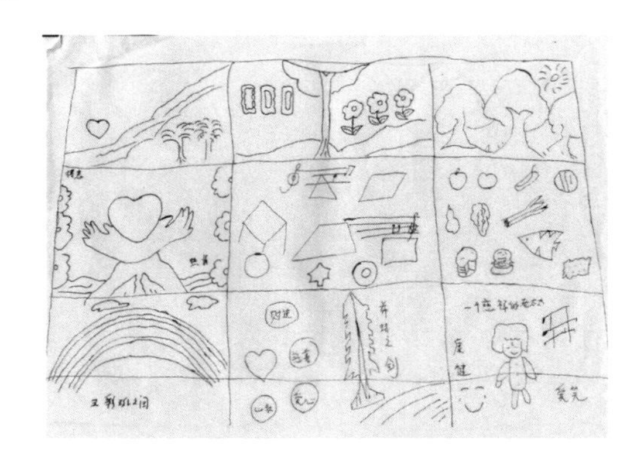

分享者 3：我先說一下祖先，我一開始拿到這張紙的時候，就想到祖先在我心目中是很神聖的，他們的一些品格讓我傳承了下來。然後我就畫了樹、河流，在我的成長當中，傳承了父輩一些優良的傳統。談到外形的時候，我覺得自己身材還滿勻稱的，我想到一個詞 —— 亭亭玉立，於是我就畫了一棵樹，我比較愛美，所以畫了一些花，然後用來表達我自己。

在「家庭」這個詞當中，我想到家庭帶給我的是一種安全感，就用三棵樹表達大樹底下好乘涼，然後還畫了太陽，陽光照進我心裡，很溫暖、很安全的一種感覺。關於情感，我本身情感比較細膩、溫柔，但我還想有人呵護。在現實的生活中的確也是，我老公呵護我，兒子有些事情也會讓著我，所以我就畫了手和心，下面是大樹的一部分，扎根在大地上。後來我就感覺到我需要比較熱烈的情感，所以我又寫上了熱情。

在能力方面，我想了一下，我這個人能力不是很強，但要我做什麼，我都能負起責任。比如在教學工作中，基本上我每門課都教過，且都還教得不錯，所以我就用了各種圖形來表達，我還喜歡唱歌，歌聲也很優美，所以我就畫了音樂符號。

在看到「習性」這個詞的時候，我馬上就想到吃的，滿腦子都是食物，蘋果、橘子、香蕉還有西瓜，我喜歡吃，就畫了水果、蔬菜和魚等食物。

性格這方面，我的性格還不錯，人緣也很好，於是我就畫了彩虹，然後用「五彩斑斕」這個詞表達，當然也有暗色的部分，有人說我什麼的時候，我會不高興。

關於價值觀，我先寫了「財迷」，我比較愛錢，覺得人活在世上都離不開錢，但是我這個人也很慈善，也很有愛心。

另外那把劍代表不順心的事，我喜歡表達我的正義感，有人說我很直。

未來，我希望自己是一位慈祥的老太太，健康、愛笑，可以走到朋友們中間，不孤單。

我就分享這麼多，謝謝韋老師和同學們。

韋老師：我要再說一遍，這不是心理二維條碼，是願望二維條碼，所以現在看來，應該是我的指導有失誤。我之前應該強調一點，我們過去說繪畫療法所有的技術都圍繞著象徵和隱喻，我們往往不一定要你畫裡的內容是真實的，這個不是現實存在的，可能是你內心的存在。所以那種繪畫療法中，每個人不一定是真實的，可以是幻想的、想像的、修飾的，這是繪畫療法的美妙之處。但今天整個方向變了，變成我請你畫真實發生過的事，而且用各種符號去代替。比如說祖先，祖先包括爸爸以上都是祖先，那我可能會說我爺爺，我爺爺是一個喜歡戴氈帽的人，爺爺上過私塾，他有一個小辮。我爺爺八、九歲時還被馱在背上，他是三代單傳，那我就可

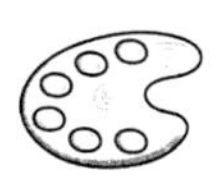

能會把三代單傳寫在上面。我奶奶去世之後，爺爺每天哭，哭得鄰居都想搬家。爺爺跟我有得比，我剛出生的時候，就哭得鄰居想搬家。說到這裡我有個發現，發現自己在情感上比較專一，這個也是有基因遺傳的，爺爺的這些行為已經影響到我。所以這才是真實發生的事，這才是心理二維條碼的訊息。這可能是我今天的失誤，我需要檢討的地方。

分享者 4 的作品：

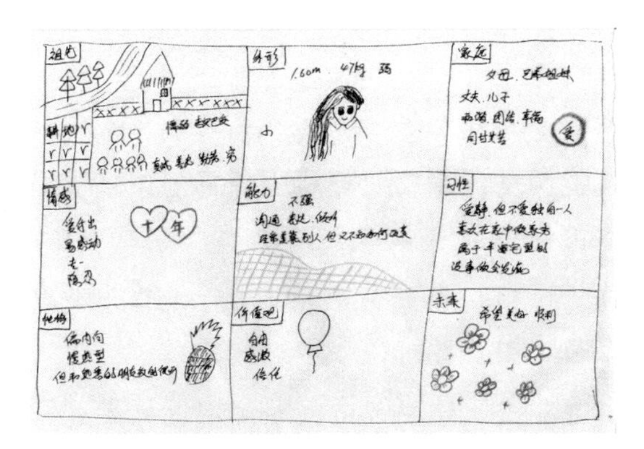

分享者 4：首先來說一下我的第一個「祖先」，當畫到這一格的時候，我先想到的是爺爺、奶奶，我爺爺、奶奶生了四個孩子，他們是老實的農民，關於他們的情況，我大多是從我父母的口中聽到的。他們在我印象中，就是善良、勤勞的人，但又非常懦弱，因為生活在農村，在鄰里相處的過程中，有時會受到一些欺負，所以他們會有懦弱的一些表現。他們讓我印象最深刻的詞應該是「窮」，因為每次提到爺爺、奶奶的生活，父母就會告訴我，以前他們受過很多很多苦，因為家裡沒有錢，非常窮。

外形：我大概畫了一下我現在的樣子，包括我現在的髮型，我的穿著。我是一個個子比較小的女生，160 公分，現在的體重是 47 公斤，我給人的印象就是非常弱小的外形特點，很多朋友都覺得我像林黛玉一樣，體弱多病，弱不禁風。

家庭：我的家庭人口較多，有父母、弟弟，還有兩個妹妹，也是四個孩子。現在我也已經成家了，有丈夫和兒子，雖然我們家裡人非常多，但非常團結，很和諧。在這樣的家庭中生活，曾經遇過很多的困難，也有很多幸福的事情，所以我寫了同甘共苦，我在這旁邊畫了一個圓圈，代表我們家庭是美滿的，充滿愛的。

情感：想到情感，我就想到我和我老公，我和老公是高中同班同學，到現在已經有十年的感情。我覺得我在情感方面是偏向於付出的人，且很容易感動，我對自己的情感也很專一。可是夫妻之間在交流溝通的過程中，肯定會出現一些小小的狀況，一般出現這種狀況時，我就會選擇隱忍和接納，所以我寫了隱忍。

能力：我覺得自己能力不強，總是羨慕別人，總覺得別人什麼都好，自己什麼都不好。所以我就畫了一片草地，自己像草地上的小草一樣，羨慕大樹。但是我又不知道從哪些地方去改變。我覺得我還是有一些能力的，比如我的溝通，我的表達，還有我願意去傾聽朋友對我的傾訴，所以我的人際關係還是滿好的。

習性：我不知道要畫什麼，所以我用文字進行表達。首先，我覺得我是一個非常喜歡安靜的人，但又不願意一個人待在一個地方，我喜歡做家事，但我一沒事做的時候又會發瘋，關於習性這方面，我覺得我也很矛盾。

性格：我自己認為應該是偏內向的，慢熟，所以我畫了一個很醜的黑色鳳梨。我覺得這個鳳梨不好看，但是內心又是酸酸甜甜的，我和我比較熟悉的朋友在一起時比較放得開，兩方面都有。

價值觀：開始大腦一片空白，我畫了一個氣球，代表自由，我不喜歡被別人束縛。不管做什麼事情，想做就立刻要去做，如果別人干涉，我就會覺得非常痛苦，沒有辦法達成目標。我是一個充滿感激的人，在我的生活當中，有很多親人、朋友都給過我幫助，每一次想到他們為我做的事情，內心總是充滿無限的感激。最後一個詞語是「信任」，任何和我接觸的人，只要我和他有溝通，有交流，我都對他有信任。

未來：我覺得應該是充滿希望的，希望非常美好，所以我畫了五朵

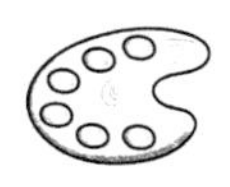

花，代表春暖花開，也代表我希望自己能有一個很好的未來，順順利利，家人平平安安。

謝謝各位的聆聽，以上就是我的分享，也謝謝韋老師。

韋老師：經過幾個人的分享，終於有點漸入佳境了。大家可以看到我們這個技術和之前的技術有根本的不同，之前是給你一個背心，要你象徵地、隱喻地表達自己的想法。現在是要你把你真實的、文化基因的東西全部拿出來。比如前面的分享中有一個同學說到的，爺爺、奶奶的性格既懦弱又善良，後來她又說到自己的性格 —— 隱忍和接納。那隱忍與接納、善良與懦弱之間是什麼關係呢？是一個模子刻出來、但是又不一樣的胚，所以她畫了小草與大樹，黑色的鳳梨等。

我們其實是在學習心理成長，然後幫助別人成長，如果想改變自己，就要試圖改寫你的文化基因。比如一個在有家庭暴力的家庭中長大的孩子，他會認同他父親的做法，那他可能也會有家庭暴力。你想幫助他，就要幫他改寫他的文化基因，如果你做不到這一點，你試圖在任何方面去調整他的行為方式，讓他認知，甚至用愛去感化，都沒有用。改變的前提一定要讓他連結起來，讓他重新有意識去改變。

所以說，要不斷地做這個二維條碼，你在做的過程就是不斷地在掃描、不斷去修改這個二維條碼。剛剛說的那些態度、願望、評價、想像、「我想要的」都要改掉，全部改成真實的。一個表裡面應該會有非常多的訊息，然後你就會看到訊息的關聯性。

我們的二維條碼不斷地改寫，把所有的訊息寫進去，一開始肯定有大量的訊息，經過分析後會發現主要的訊息，然後會發現關聯的訊息，從而找到關鍵的訊息，最後你就可以修改它。

【韋老師手把手教學：說說關於繪畫作業的好處】

我在諮商中發現，我為我的來訪者設置繪畫作業之後，發揮了很好的作用。比如說，可以增加回診率，做繪畫療法的諮商回診率比做其他的還要高。為什麼呢？比如我現在正在做和他爸爸、媽媽關係的溝通，我請他做連環畫，每一頁寫上主題。畫的內容是講媽媽的故事，並不是一天完成的，而是請他每天畫一點，要他下次帶著作業來見我。這個案例我已經做了一年多了，他畫了很久，每次過來見我就會和我分享，現在我們已經在做第二階段的畫了，已經完全改變之前的了。最大的改變就是他與母親之間的關係，因為諮商保密性原則，我不能說細節。其實我想說的是，這個案例大部分事情都不是在諮商中做的，而是在作業中做的。

繪畫作業的第一個功能就是增加回診率，第二個功能就是可以把諮商帶到生活中去。我們通常說諮商室裡能不能帶到此時此地，這是非常重要的諮商效果。諮商的效果能不能把諮商帶到生活中，就是來訪者的整個生態系統中去。很多憂鬱症患者就是因為他的生態系統被破壞掉了，對未來沒有希望，未來和現在是一個時間上的系統。他對自己沒有信心，和他人關係不好，這些都是生態系統。設置繪畫作業，就可以把他帶回到正常的系統裡面去。

所以大家要學會用繪畫來做作業，維持諮商的持續性。

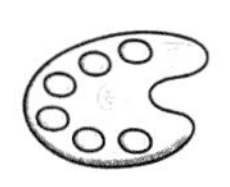

第十二章　繪畫治療技術個案演示

一、心理學工作者成長的「五加一」模式

本章的開始，我們來談談心理學工作者的學、做、研、教、寫，在心理學的學習路程上，你不光要找到學習的途徑、方法、模式，還要有實踐、應用、體驗，要有對自己專業的探索和研究，同時還要把自己會的東西教給別人，最後還要能寫出來，使個人的心理也能得到成長。所以要成為一個好的心理諮商師，就要全面掌握這種「五加一」的模式。

但很多心理學工作者在持續方面是不夠的。現代正向心理學的研究，像賽里格曼博士（Martin E. P. Seligman）寫的關於幸福心理學的書《持續的幸福》(*Flourish*)，持續的幸福前提就是一定要有持續的投入和參與。

二、繪畫治療的幾個問題

身為一個繪畫治療的諮商師，我們在做諮商的時候，何時帶領來訪者畫畫呢？這是第一個問題。

第二個問題是，在畫的過程中，諮商師應該做什麼？

第三個問題是，分享的時候，我們應該注意些什麼？

第四個問題是，怎麼啟發才能讓當事人走進自己的心理世界？如果啟發不好就會有問題，就會就事論事，變成認知諮商了，那就不是藝術治療，好像作完畫後，諮商師給個解釋，分析就結束了，這樣肯定是不行的。

第五個問題是，如何判斷當事人作品背後的深度和廣度？

第六個問題是，如何讓來訪者意識到他正在悄悄地發生變化？因為藝

術表達的過程，很多變化是看不見的。他意識不到就會懷疑，就不會往前走。要獲得來訪者的信任，該如何讓他意識到就十分重要，就是該如何引導來訪者向內走。需要讓其意識到繪畫的過程就是表達的過程，表達就會產生一定的效果。

做精神分析，你所要做的事情就是建立移情，然後利用移情的動力去推動當事人向內探索，去發現一些癥結，從而達到修通的效果。比如做精神分析心理治療，一共 20 個小時的諮商，但我們前 9 個小時不做治療，就只做一件事，就是請來訪者在內心把你當成重要的客體去依靠。當他對你做了這樣的移情之後，他就會跟著你走，重新來一次客體關係的建立。

以此類推，推到繪畫治療中來，我們很大一部分時間，就是在完成前面這 6 個問題。所以精神分析，前面 9 個小時建立移情，後面 9 個小時就是分離，不斷讓他相信自己可以面對這個事件，等他完全相信了，諮商就結束了，他就又開始獨自面對了。其實這個過程中，我們按照體驗式教育的理論去解析，就是過去他的關係的體驗是不良的，我們重新建立一個良好的關係，並讓他相信這種關係。然後我們再告訴他，其實這種關係是假的，但是你已經好了。

以下我選用一個帶領分享的例子，來演示其操作方法：

韋：CY，謝謝妳對我的信任，今天願意來分享妳的故事。妳先跟我說一下，妳想跟我們表達什麼呢？

CY：哦！其實我在猶豫要不要解決我自卑的問題，因為在您之前做此時此地技術的時候，我覺得從國中到現在影響我的就是自卑，所以我就想要不要當一次「白老鼠」來解決這個問題。

韋：好的，非常感謝妳的信任，我現在聽的時候有一種感覺，CY，妳說妳是一個自卑的孩子。那我們現在以「自卑」為關鍵詞，畫一張自卑的畫，妳一想到「自卑」這個詞，腦子裡想到的畫面是什麼，然後把它畫下來，可以嗎？

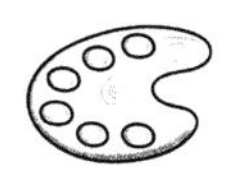

CY 的第一幅畫

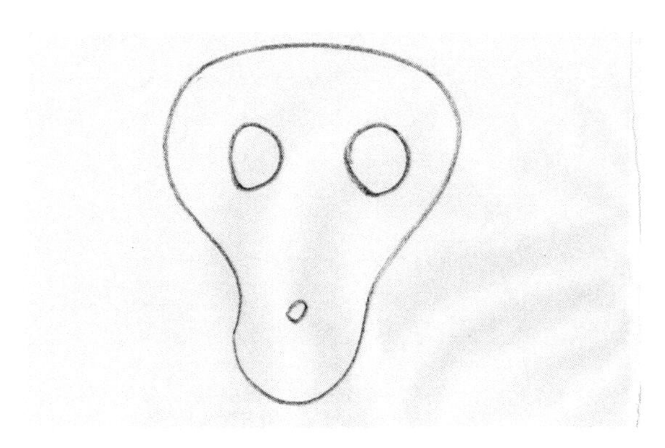

CY：您說完之後，我就閉上眼睛想了一下，然後畫出來的時候我被自己嚇了一跳，我也沒想到畫的是一個骷髏的形狀，畫的時候，包括現在，我身體都在發抖。

韋：妳現在身體在發抖？

CY：對，而且有眼淚流出來，就是覺得很傷心。

韋：嗯！傷心。

CY：對。

韋：好的，繼續說。

CY：然後我腦子裡突然冒出來我媽媽和我說過，我們家裡本來有兩個小孩，就因為一些原因，失去了一個小孩，然後我就在想，為什麼是我活著，我也沒有比他好多少啊！

韋：嗯！好的。CY，我想問妳，妳學心理學多久了呀？

CY：有好長時間了，我是心理學系的，一直沒有放棄，一直在這條路上做自我成長，自己看書，參加各種培訓。

韋：嗯！在這個過程當中，今天妳畫的這個畫面，包括妳很顫抖的這種體驗，以前有沒有去做過處理呢？

CY：沒有。一直沒有介紹到自卑，在人際交往中我一直在討好別人，後來發現自卑這個問題也是我在上此時此地繪畫技術課的時候發現的，畫的是兩條深棕色的、纏繞在一起的繩子，我就覺得我一直被什麼東西束縛著，甚至是捆綁著，這是對我自己的一個覺察。

韋：就是實際上沒有處理過，也沒有找過諮商師，也沒有參加過什麼課程處理，是吧？

CY：就單純自卑這個問題還沒有。

韋：那妳說其他方面的問題有處理嗎？

CY：其他的方面，有一些。

韋：比如說呢？

CY：比如我童年的時候，好像是我幻想中的創傷。參加過其他老師的兩性關係工作坊，還有參加過家庭系統排列的療法，還有薩提爾（Satir）的那種工作坊。

韋：好的。現在我想跟妳說，為什麼問妳這個問題呢？我覺得妳在面對自己畫出來的畫面的時候，妳的恐懼，包括妳對恐懼的聯想和歸因，都有點類似家庭排列和薩提爾的家庭治療。所以我才問妳以前有沒有接受過這樣的處理，雖然「自卑」的問題沒有處理過，但是妳處理過其他的創傷，當時處理的情形是怎樣的呢？

CY：在系統排列的時候，有老師帶著我，宣洩對那個人的憤怒，然後在另外一個老師的兩性工作坊中也是，宣洩憤怒，讓我跟媽媽有個連結。

韋：好的，我大概知道妳先前的一些情況了。妳之前和我說過一些妳的情況，就是妳畫完畫之後，感受到自己的身體在發抖，然後眼淚流下來。現在請妳把自己從畫完到現在的狀態再作一幅畫出來，比如說一個流淚的女孩，她在發抖。就是把妳現在的心情、狀況、外形、外表畫出來。

CY：是我現在心裡的那個⋯⋯

韋：是現在妳真實的樣子。

CY：好。

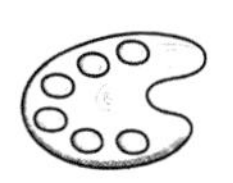

【韋老師手把手教學】

大家可以想一下，為什麼我要問她之前的就診經歷，而不是問「妳為什麼發抖」呢？這裡面是有「玄機」的。第二，我為什麼要選擇讓她畫此時此地呢？其實就是說，我要把她帶到當下來。大家可以嘗試著去思考這兩個問題，這背後都是非常有意義的。大家有沒有注意到我和她說，這當中妳有什麼問題隨時都可以和我說，就像她就坐在我面前，她有什麼問題都可以和我說。

CY 的第二幅畫

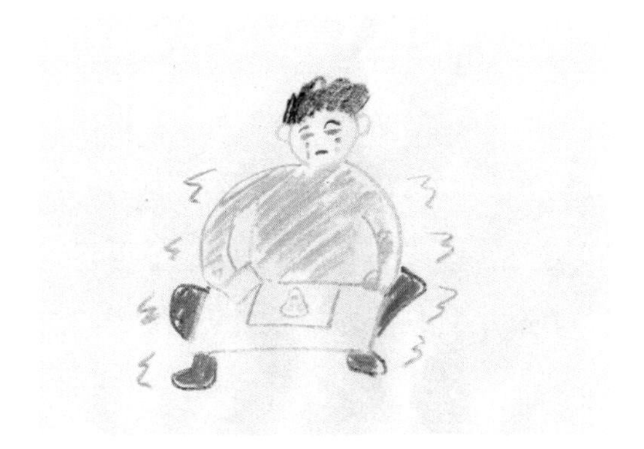

韋：妳跟我說一下妳畫畫過程的感受，還有妳對這幅畫的看法，好嗎？

CY：好的，我畫了現在我的狀況，當時用手機拍下照片，然後對著手機畫我穿著紅色的衣服，還有一個曲線就是表示我在發抖的狀態，就是這樣。

韋：那還有什麼要告訴我的嗎？

CY：現在好像沒有眼淚了，抖得也沒剛才明顯了，也沒有那麼可怕了。

韋：妳是說現在沒有那麼害怕了？

CY：沒有那麼可怕。

韋：嗯！好的，非常棒！那妳這樣子好不好，因為妳剛剛提到沒有那麼可怕，其實我覺得妳還可以把「沒有那麼可怕」畫出來。比如我現在說一句話：「沒有那麼可怕」，根據我說的這句話，然後妳想像一個畫面，是什麼畫面呢？

CY：好像……有一個人站在我旁邊，很穩。

韋：那妳把這個畫面再畫出來好不好？

CY：好。

【韋老師手把手教學】

不同的諮商師的價值觀也不同，我們常說要客觀中立，其實很多時候是很難客觀中立的。所以藝術治療是最傾向於客觀的，藝術治療是一個人潛意識裡面流淌出來的情感、方向。因為她說的那個方面不是我說的，「沒有那麼可怕」這句話是她內心說的，首先是來自她的，是客觀的，是此時此地的。然後我們可以利用此時此地的訊息，帶領她。就是根據「沒有那麼可怕」讓她去想，結果她又想到有一個人在她旁邊。這就是她的客觀，跟我們都沒有關係。所以我們在很多諮商當中是很難做到不把自己的主觀放進去的，但藝術治療可以做到。

這就是繪畫療法神奇的地方，也是它可愛的地方。只要我們不試圖把東西加進去，是可以不加的。真正做到完全地對別人尊重，對事實尊重，對現象尊重，對精神現象發展過程尊重，這是非常棒的事情。

那麼大家會問，為什麼又要她作一幅畫呢？表達是整個繪畫療法主要做的事情，而認知、澄清，還有她那些到底代表什麼，這都不重要。我們要做的是幫助她，而不是追根究柢，所以和其他治療是不一樣的，表達是真正的治療。

當她說「沒有那麼可怕」，身為諮商師有時候會不會有這樣的選擇，

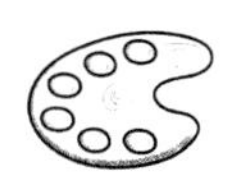

就是突然好像抓到了一個療效，她終於說沒這麼怕了，她好像好一點了，然後我們就會去強化。但我覺得還沒到關鍵的時候。就是藝術表達，她在不斷澄清，不斷呈現，不斷表達的過程中，她肯定是會在認知上發生改變的，她會昇華的。但是，我們不要馬上把這個剛剛拿到的一點收成當作勝利戰果，還是要繼續請她表達，要繼續往前推進。

CY 的第三幅畫

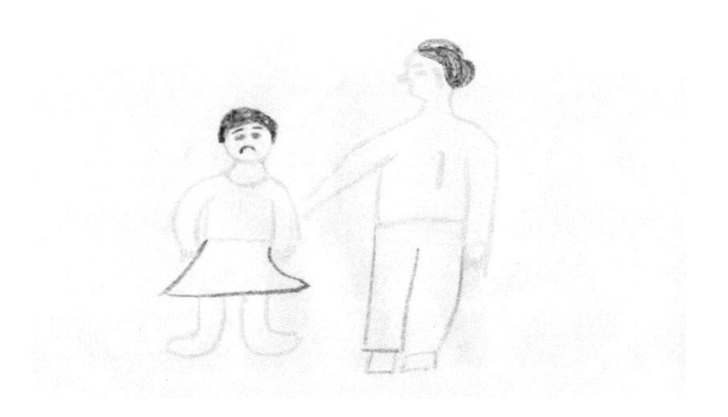

CY：韋老師好，那個……我畫完了。

韋：好。

CY：就是我看到的那個小女孩，她撇著嘴，內心還是滿害怕的。她在那個地方站著，就像是躺著的狀態，不知道該怎麼辦。旁邊那個大人好像在說：「對不起啊！我不知道這樣會讓妳受到傷害」，但我又覺得你怎麼會不知道，你看不出來嗎？你不知道這樣我會很害怕嗎？感覺是交錯的，就是我覺得身為一個大人，他應該是能夠知道的。所以也會有些生氣。然後我在說這些的時候，我會用我的左手抓我的頭。

韋：好的。我剛剛在聽妳說這段話的時候，發現妳的情緒又稍稍低落了一點，這是什麼樣的情緒呢？是委屈嗎？還是憤怒？或是一種不原諒呢？是什麼呢？

CY：我剛剛跟您說完左手抓頭之後，我左手的拳頭握起來了。然後從我的聲音基調來看，我覺得看得出這個孩子好傷心，好難過。而且她那麼小，也沒人看到她，關心她。

韋：嗯！好。這裡有一個難過的小女孩，是吧？

CY：嗯！

韋：她握緊了拳頭，想要有一些表達。現在請妳作一個小女孩的連環畫吧！標題就是，「xxxxx的小女孩」。有三張，第一張是xxxxx的小女孩，妳現在可以想到嗎？

CY：可以。

韋：比如說呢？

CY：充滿憤怒的小女孩，委屈的小女孩，勇敢的小女孩。

韋：非常棒！那妳就把這三個畫面慢慢地畫出來，我希望妳在接下來畫小女孩的時候可以有一些調整，因為小女孩都是喜歡美的，喜歡活潑的，就是妳這一幅畫、這一張紙不僅畫人，還可以有兩、三種物品，比如說屋子、植物、動物，做一些裝飾。

CY：好的。

【韋老師手把手教學】

上一個環節我們說到怎樣保持客觀。但諮商師畢竟不是只要一個「客觀」，而是要對來訪者施加影響。那我們保證施加的影響是積極的，是正向的情況下，就可以適當地加一些元素進去。

第一個，我剛才放了一個元素進去，請她不再是畫一幅畫的方式，這樣就不僅是一種情感，因為這個小女孩是有憤怒的，有委屈的，有勇敢的。一個立體的人就出來了，所以我要把她的元素改變一下。

第二個，我要把她外在的元素加進去。因為第一個改變是她自身的元素，第二個改變就是外在的元素了。我告訴她，要加上一些東西，她就加上一些東西，這就好比她不光是把自己屋子裡面打掃乾淨，還可以把外面

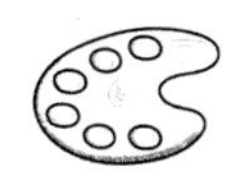

一些東西搬到屋子裡，她可能會搬一盆花，或把窗戶打開，或噴一點清新劑。在這個過程中，慢慢地走進她的內心。當然大家也會看到，在這個過程中，一般的諮商師有可能沿著一條路走下去。這條路就是之前說的，她在薩提爾的家庭排列裡面做的，諮商師很容易讓她的內在小孩和她的母親和解，然後去表達對大人的憤怒。

這就好比我們今天做心理諮商，你和諮商師講述：「我今天很痛苦，我人生不幸福」，那諮商師就可能先把他帶到精神分析那裡去。當然這是好的一面，但有不太好的地方我們需要注意，就好像我們不要很快地直指問題，不一定馬上要他們去和解，這是做不到的。所以我們現在試圖請她來畫自己的這個小女孩。她在畫的過程中，就是在面對自己，在學著愛自己，這是非常重要的。所以說讓她愛自己要比讓她去主動和解更為重要。

CY 的連環畫

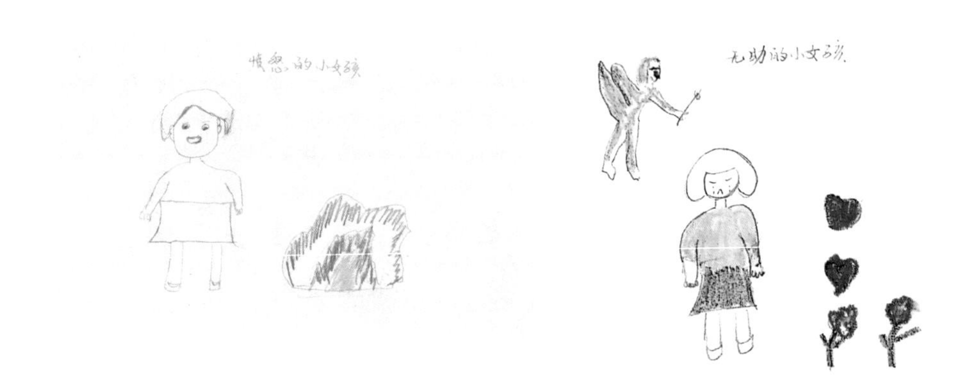

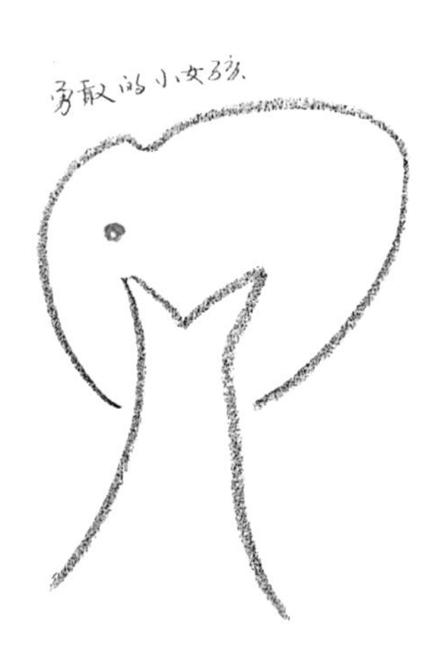

CY：我在那個憤怒的小女孩旁邊畫了一堆小火苗，以表達她內心的憤怒；無助的小女孩就是在那裡哭，很傷心；第三幅畫我想畫點其他的，但是畫不出來，我又感受了一下，畫不出來也不勉強。然後畫了一棵樹，又覺得有點單調，就畫上了一朵花，當我畫完之後，卻發現好像有一種厭惡的感覺。

韋：那妳在作畫的過程當中，有怎樣的體驗呢？

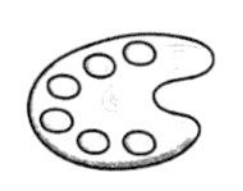

CY：身體的感覺，慢慢不再抖了，心裡還是有一點小顫抖，感覺我可以接納自己不那麼勇敢，讓自己慢慢來，小女孩還是害怕，但我相信她也會慢慢長大，就像那棵樹一樣，會茁壯地成長起來。

韋：非常好。雖然妳把三幅畫都畫完了，但實際上還需要一些裝飾。妳能不能在這三幅畫上面再做一下裝飾呢？就像妳說的憤怒的、委屈的，她也都是妳真實的自己嘛！對不對？所以妳能不能再把這幅畫裝飾得好一點呢？

CY：您的意思是說，比如代表我的小女孩的畫，可以加些色彩進去？

韋：這個我不知道妳想怎麼加，就是把這三幅畫裝飾得再美一點，再漂亮一點，然後裝飾完這三幅畫以後，我覺得妳可以加一幅畫，就是妳把小女孩和他人的關係也畫出來，比如老公、孩子……等。

CY：好的，韋老師。

韋：在這個過程中，不要急著完成功課，要享受這個過程，慢慢體會。

CY：好。

【韋老師手把手教學】

我們要繼續抓住裡面的一些細節，她在分享的時候已經說了，她已經接受了所有不同面向的自己。既然是這樣的話，我們還可以強化，讓她對自己的這幾個小女孩，就自我的幾個方面，都可以再作裝飾，這樣她的內心就會更加豐滿。一個人內心的豐滿、豐盈，是非常重要的，尤其是女孩子。女孩真正的漂亮和美，一定是從她內心的那種豐盈表現出來的。就像一池春水，上面有荷葉漂入，然後慢慢地漫溢，感覺要漫溢，但是又沒有漫溢出來的那種美。女人就是這樣子的，所以一定要讓她裝修自己、裝飾自己、豐滿自己。

同時又看到，我們請她把她的老公放進她的關係中，其實我們沒有在前一個關係中去處理，也沒有將其放到她和她媽媽的關係當中。現在把健康的、支持性的關係拿出來，這也是積極性思維的一個方向。我們去一個地方，不要總是找「仇人」，我們可以去「拜訪」恩人。找恩人，我們可能就暢談甚歡，說不定後來對仇人也不仇恨了呢！找仇人，也許恩人都變成仇人了。越往陽光的地方去，我們就越發地開放自己，所以人真的不要在泥潭中掙扎，要趕快在清水裡洗刷自己。

也許大家會問一個問題，為什麼韋老師不急著把她的認知轉變過來，不急著抓住她的一些正性的元素，使她昇華呢？第二個問題是，繪畫治療技術可以作為整個個案的療法嗎？這兩個問題是相連的，第一個問題的答案告訴我們她不需要急著去昇華，在表達、呈現的過程中，自然就實現了轉換，在不斷的轉換中，就實現了整合。所以我們只需要去作畫，就可以全程地幫助到一個人。像練拳一樣，不怕千招會，就怕一招精。

那什麼時候結束呢？第二次諮商什麼時候開始呢？又要怎麼制定她的療程呢？

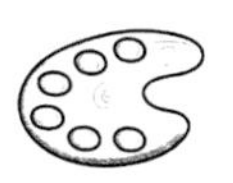

CY 的連環畫加工版

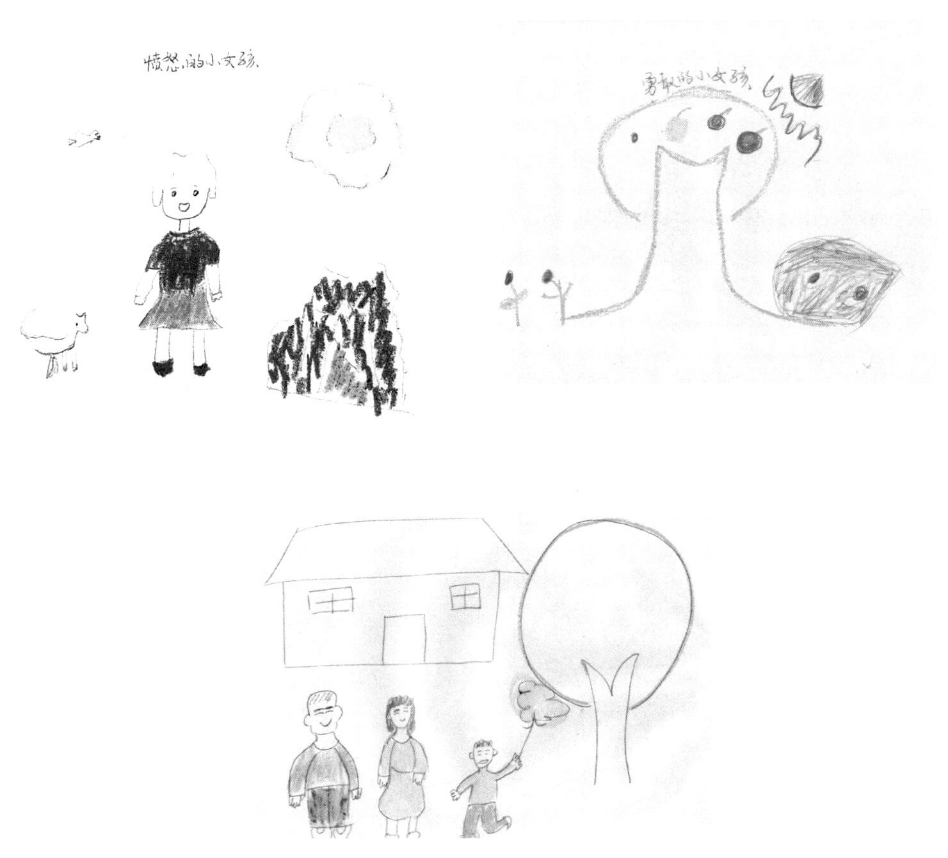

CY：我小時候特別喜歡到外面玩，家裡很窮，我家有一條大黃狗是我的好朋友，無論我走到哪裡，牠都會跟著我。畫的小鳥和太陽，表示我小時候很喜歡大自然，喜歡去外面跑啊、跳啊！那些小鳥可能還表示我童年的一些小同伴。第二幅中，可能我以前在哪裡看過這樣的天使，意味著一些支持在我身邊，然後給小女孩一些愛心、關心的人，還有兩朵漂亮的小花，希望她能夠看見，變得開心，希望她看到小花的生命力，也變得有生命力一些，不要沉浸在那些苦惱當中。最後那幅圖「勇敢的小女孩」，這個自卑跟著她很多年，但也正因為這種自卑，才鞭策自己不斷地學習，

不斷地進步，發現、接納自己真正勇敢起來的時候，以前的努力都沒有白費，她會獲得一些成果，會變得很堅強。跟大家分享一些在韋老師繪畫課的感受，我生命中不斷地有些奇妙的事情發生。比如我學了這個繪畫藝術治療後，也想開設一個針對青少年的正向特質、情緒、人際關係提升的課程，最近就有一個剛來這裡的老師想邀請我合作，之前還主動約我見面。然後早上一出門我就聽見有喜鵲在叫，一直朝著我的方向叫，我還跟牠揮揮手，表示感謝。然後就是我的一個小學同學突然聯絡我，說有件事情可以幫得上我。

韋：非常棒。

CY：最後一幅圖畫的就是我們一家人在一起，我老公在教育孩子上可能會受到他自己以前受教育的影響，有時候是我不太喜歡的。我希望給孩子健康成長的環境。我突然又意識到，老公和以前相比，最大的進步就是他對我更關心。大概就是這樣子。

韋：非常棒，妳非常善於捕捉生活中的美好，儘管過去妳在成長過程中經歷了一些事情，就我們今天看妳畫的過程，其實我沒有看到灰色的色彩，這也是必需的一個過程。我們今天能慢慢地認識自己，以前他人沒有給我們很好的愛，我們現在轉為自己給自己。長大了的自己，有能力面對心中曾經的那個憂傷的小女孩。然後妳又轉向了自己的家人，丈夫和孩子。這都是非常棒的。最重要的是剛剛又轉向了，妳說有一個老師找妳合作，包括喜鵲的叫聲，都顯示妳從小我走向大我了。當一個人的情結開始轉換為情懷時，這個人才真正地是一個自主的人、自由的人。如果她還在為她的情結活著，那她就是被她的情結所控制，她的人生就不是自由的。我看到了妳的變化，非常棒，不一定非要挖得多麼深。這只是我們的第一次諮商，而妳的第二次，第三次諮商，不一定要找我做，妳自己就可以幫妳自己了。在生活當中，我們經營好自己，愛護好自己就可以了，妳覺得呢？

CY：是的，韋老師。去年我也經歷了好多事情，而在經歷的過程中，

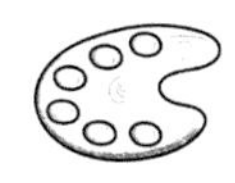

我發現以前喜歡向外求助，希望別人給我關心、理解，經過去年那些事之後，我重新接納這樣的觀點：最可信賴的人就是自己，也只有把自己照顧好了，才有能力給予別人愛，而不是那種以討好的方式付出。再來，經過自己的努力和成長，我現在也非常願意幫助更多的人，讓更多的人受益，透過自己的學習和成長，我覺得現在自己可以做到這些。

韋：非常棒。因為時間的關係，我們今天的諮商就到這裡結束了。雖然這是一次特殊的諮商，也是我們一種特殊的緣分，我祝願妳的生活在未來更美好，也祝願妳的家人可以因為妳的成長而更加幸福快樂。好嗎？

CY：好的。

【韋老師指導】

親愛的同學們，我相信大家有無數次想要為她鼓掌。在每一個人的內心，都有一個勇敢的自己，也有一個恐懼的自己。我們的成長當中，肯定是有挫折的，但不能沒有動力，而動力在哪裡呢？創傷也是一種生產力，也是動力。當然每個人轉換的能力不一樣，有人的動力是破壞性的，有的轉變成了建設性的。破壞性的可能會去傷害自己和別人，而建設性的就可以推動自己走向更好的方向。所以心理學有時候只需要在這個過程中做一些調劑，做一些調整就好了，而不是一定要做很多很多的改變。我們為她喝采，我們相遇，她的成長不是偶然，是她積極向上的動力造就的，每個人遇到什麼事，遇到什麼人，完全取決於自己，人的高度是無限的。就如我自己，從當初那個帶著創傷的小孩走到今天，如今我又覺得才剛剛開始，未來還有無限可能、無數精彩，這都是自己在不斷的選擇中，不斷積極向上的成長中實現的。

那麼諮商在什麼時候結束呢？不是要把所有的問題都解決了才算結束，而是只需要帶領來訪者走上一條路，然後沿著這條路去前進，這一次諮商就可以結束了。半小時前就可以結束這次諮商了，然後告訴來訪者，在這段時間裡要注意什麼，可以說出表達心情的一些話，做出一些行為，作為家庭作業。下一次再來的時候，我們沿著這個，再繼續探討自己的心情；探討自己對自己的認知；探討自己的內心世界；探討自己的未來，當然這些都是透過畫的方式去探討。我們可以制定一個 6 小時的諮商，諮商之後一定會有很好的效果。

在現實的諮商中，我們可以制定一個系統的計畫，安排每一次做什麼。不需要每次都嚴格按照什麼要求去做，只需要在這個過程中不斷地去探討，去接納，去愛，去溝通。在這個藝術表達的過程中，來訪者慢慢地就會相信自己在悄悄地發生改變。「你知道真的治療效果是什麼嗎？」「我相信我會變得更好。」你只要給他這些，這個諮商就成功了。就像教育小孩，你只要讓他覺得不論遇到什麼困難，都可以解決，這就是最好的教育。所以諮商也是一樣的，當你帶領來訪者看到希望，就是讓其相信問題一定有，但自己可以變得更好。你的諮商其實已經結束了，而不是一定要解決眼前的問題。

第十三章　朋友與祝福

一、技術和態度

這一章是本書的最後一章，先和大家談談我眼中最好的技術，還有諮商中心裡諮商師們的態度。

心理學愛好者和工作者們有個共同的愛好—喜歡學習。以前以為學習是為了幫助身邊的人，但慢慢地我們會發現，學心理學是為了成為更好的自己。以前以為最好的技術是那些方法和理論，但是後來發現，最好的技術是自己的心。當我們的心安靜了下來，當我們具有那樣的力量、勇氣，當我們面對了、接納了，當我們駕馭了、超越了，我們的心靈自由了，那我們就擁有了一切無形的技術，而且這個技術會讓我們終身受用。

曾經有位跟我學繪畫的學員對我說：「韋老師，您在上課的時間裡，大部分都在歌頌真善美，給人一種『太平盛世』的感覺，但是我們都知道，現實生活中，其實有太多虛假、惡行、醜陋，我覺得在這個過程中，我無法學習到遇到這些問題的真實解決方法，不知道您怎麼看？」聽到這個問題之後，我特別想說，選擇怎樣的方式和態度應對，是我們的自由。我曾經在課程中提過，不論外部的境遇如何，每個人都可以擁有別人拿不走的東西，這個東西就是我們的態度。我們可以吃不到飯，也可以被別人鄙視，但我們對待自己的態度，對待這一切境遇的態度、心情和心態，是可以由自己決定的。而能力，就是我們自由的能力，就是我們的自由。孟子為我們提供了一個很重要的方向，就是當我們面對生活困境的時候，選擇很重要。你是選擇惡還是選擇善，其實就是一個哲學的命題，也是一個倫理、道德，更是一個幸福和快樂的話題。

為什麼我們要選擇善呢？為什麼我們要選擇相信呢？因為選擇了相信，我們就會往相信的方向去；如果選擇不相信，就會往不相信的方向去。人常說「害人之心不可有，防人之心不可無」。大家覺得「害人之心」更不利於自己的心理健康，還是「防人之心」更不利於自己的心理健康呢？乍聽之下會覺得「害人之心」好像更不利於心理健康，因為我們要提防自己。其實更不利於心理健康的是「防人之心」，為什麼這樣說？一個人有害人之心，其實不是很可怕，因為有害人之心的人，不會害所有的人，他也不會時時刻刻都要去害人，只是偶爾去害一次。但我們再來看防人之心，要防人可能就要天天防，可能從早防到晚，24 小時都在防，因為你不知道什麼時候會有危險，你假設外部都是有危險的，所以你就不得不時時刻刻都要防。還有，你防的人是誰？你不會只防一個人，你會防所有人，因為你已經選擇相信所有人都是不好的，所以你就會防所有的人。當你防所有人的時候，當你無時無刻都在防的時候，你是什麼樣的人呢？你是一個恐懼的人；是一個焦慮的人；是一個惶恐不安、終日無法踏實睡覺的人。那這些都綜合在一起的時候，你是一個什麼樣的人呢？你是一個心理病人。

在這樣的情況下，你無法心安理得；你無法問心無愧；你無法安靜；你無法清淨，所以你是一個心理焦慮的人，你不可能獲得快樂。當我們選擇相信人們是好的、世界是好的時，其實我們就選擇了一條心理健康的道路。過去我們會覺得這是道德的問題，你把人生世界看得那麼美好，你是一個標榜自己道德高尚的人，或你本身是一個崇尚美好自由的人，現在我們再來看看，我為什麼要這樣選擇呢？也許我當初沒有思考過這個問題。當我學完心理學之後，再次回過頭來看一看，我發現原來這種選擇是我們人類—尤其是東方人—不由自主的選擇。這種不由自主的選擇的背後，恰好就能看出我們的智慧，因為這是我們集體的選擇。我們集體選擇了向善，所以才說「人之初，性本善」。那我們集體選擇了向善的背後，就等

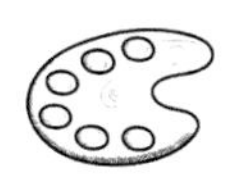

於選擇了快樂，所以我們又說「獨樂樂不如眾樂樂」。分享是快樂的，當我們把自己的東西分享給別人的時候，可能我們少吃了，但我們卻獲得了另外的精神富足。孔融讓梨，孔融獲得的是什麼？他失去的是一個梨，可是他獲得的是精神上的昇華。所以這也就有了孟子提出的「捨身取義」。我覺得當今世界，很多問題出在我們太過惜命。

很多人動不動談養生，養生主要養什麼呢？我們已經誤解了古代真正的養生的價值，真正的養生是養人的生命狀態，讓一個人的生命狀態完全自由，完全超脫，清淨無為。而我們今天的養生就是活著，不要死就好。今天的養生就是多活一天是一天，好死不如賴活著。這種養生的理念，錯誤地注釋了真正的養生。於是，一切不利於生命存在的，都不要去做；一切有利於生命存在的，都要去做。那這個時候問題就來了，當我們的利益受損時，我們就會選擇自私，選擇自利。我們會不會為了孩子犧牲生命呢？我們會不會為了精神的追求犧牲呢？如果你丟掉了所有身為人存在的形式，那麼還要生命做什麼？

所以人的選擇就在於善的選擇，在於對生命狀態的選擇。其實每個人在他的成長道路上，都已經選擇了。我們做心理學其實是在做什麼呢？可能是去尋找他最好的選擇，改寫他的選擇。比如一個人選擇自己是受害者：我是一個受害者，我的丈夫出軌了，他拋棄我了；我的爸爸、媽媽，他們是不講道理的，他們傷害了我，讓我有了創傷；在我過去遇到的感情當中，那個人做了對不起我的事，我被騙了……等等。我們都可能會遇到這些事情，當選擇它們是不好的、它們是壞的、它們是針對我的……那我們就變成了一個受害者。當變成受害者的時候，我們就會去不斷地證明自己是受害者，因為這是我們的選擇，那我們就會去做這件事情、不斷地武裝自己。

這就好比城市要建新的大樓時，一些文物專家為了保留文化遺產，就和政府理論，要他們保留，這種保留是為了留住文化的根，留住歷史的印記。但是如果一個人，他把過去發生在自己身上的故事和體驗也保留下來，而且還要請一個建築隊重新再去裝修，打扮成一個受害者的樣子。那他就不再是一個「文物」，不再是可愛的，而是可憐的，是一個心理病患者。

所以我們做心理諮商的過程中，所做的事情是什麼呢？就是要去改寫。如果遇到了一個在他的認知裡他是沒有人疼愛的人，他進入社會後，就會做一些事情試探，證明別人是不愛他的，當然他每次證明都能證明成功，因為如果不成功，他會繼續去證明。但是到我們諮商師這裡，如果還能讓他證明成功的話，諮商是不可能有效果的。

以前我在我的小說《誰在掌控你的人生》裡寫過一段叫「拔腿毛的小女孩」。在她的印象中，她被大人打罵過，所以她不相信大人是疼愛她的。有一天，她又碰到了一個當諮商師的大人，她走到這個大人身邊轉來轉去，大人問：「小女孩，妳要做什麼呀？」她發現之前的大人都是對她說：「幹嘛！滾開！」但今天，她聽到的聲音很溫柔。然後她心裡想：「少裝蒜，你等一下一定會踢我的！」這是因為她過去的經驗，造就了她今天的選擇，因為她曾經被踢過，所以她會嘗試，她會停在這個人的腿邊，然後抬頭看看他，趁他不注意的時候，拔他一根腿毛。如果她拔了你一根腿毛，你發了脾氣，那她就會證明自己的選擇，認為你剛才的那種和顏悅色是假裝的，所以她就繼續證明自己的猜想是正確的。其實她拔腿毛不是針對我們，而是她的心理機制，是她過去的模式在不斷地重演。

要是你和她說：「拔我的腿毛很好玩嗎？我感覺有點痛耶！」你把你的痛告訴她，不責怪她，接納了她，但是你又沒有容忍她，你有底線。那她就會繼續懷疑，她覺得今天比較不舒服，她覺得今天可能碰到了一個不是壞人的人。你要知道，當她認為她碰到了一個可能不是壞人的人的時候，其實已經改寫了她的人生。當她懷疑這個世界還有好人時，她的內心

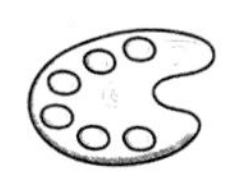

就開始甦醒了，問題就開始在解決了。

然後第二天她又來了，她又想：「昨天我在他腿上拔了一根腿毛，不是因為他是一個好人，是因為他昨天忘記怪我了，他昨天一定有高興的事」，她會找理由。「今天我再拔，他一定會怪我」，然後今天又拔了，「果然也沒有怪我」。第三天又來了，然後她就想，「不怪我是因為我拔得太少了，拔得不夠用力，我要拔兩根」，然後一次就拔了兩根。拔了兩根後，你說：「哦！嗯～小女孩妳做什麼？我發現妳拔兩根比一根還痛。」你告訴她你的體會，告訴她你對她的態度，告訴她：「我不怪妳，但我很想知道妳要做什麼？」她也不會告訴你的，但是她開始更加地動搖了。也就是說，我們選擇相信她不是針對我們的，她有她的原因，她不是在傷害我，所以我就不會怪她。而她選擇了相信這個世界上沒有好人，要不斷地試探，找到一個壞蛋。

還有些第三者們也在試探，在試探什麼呢？曾有人做過統計：上節目晒恩愛的夫妻，之後都離婚了。為什麼呢？我做了一個這樣的假設：凡是上過節目的夫妻，他們就被某一類人鎖定了，那一類人就是隱藏在他們身邊、不相信這個世界上有完美婚姻的人，就是潛伏在人群當中的「第三者們」。在這些人的潛意識裡，不相信世界上會有真正的好男人，她們過去的經驗和認知，讓她們選擇相信世界上已經沒有好男人了。所以她們會去那些男人的周圍轉來轉去，嘗試去「拔腿毛」，一來二去，這些男人們的婚姻就被摧毀了。

所以不相信美好是很具有破壞性的，它破壞了自己快樂的人生旅程。你可能曾被別人傷害、被別人揍一頓、被別人騙錢，但你不是時時被騙，這是完全不一樣的，那就知道祖先們為什麼選擇了向善，因為他們相信世界上有善。

我在很多課堂上都分享過我的人生經歷，其中有很多的挫折，很多的不順利。但最終我卻還是選擇相信每天的陽光都燦爛無比，這種選擇的背後，其實是正向心理學研究的樂觀的能力。樂觀是有進化基因的，有 54% 的原始基因已經注定，所以還有一些人是本不具備的。你可能會說：「慘了，我這種不具備樂觀能力的人，看什麼都消極的人，是不是這一輩子都不會快樂了？」不是的，還有近 50%，你完全可以把它發揮、放大，你一樣可以當一個快樂的人。

二、朋友與祝福

書看到這裡，讀者朋友們已經跟著我學習繪畫藝術心理療法中的十個技術，我們以這本書為媒介，其實是另外一種形式的相聚和相交，你有緣看到這本書，我有緣為你講解一門技術，與其說是你在跟我學，不如說是我們在一起學習，一起經歷這趟學習的旅程。我們可能隔著千山萬水，但因為這本書，我們聚在一起，有了時空的連結，其實是很美好的事情。因此本章的主題是朋友與祝福，我們從此成為朋友，彼此要說一聲祝福，再說一次再見，用繪畫的方式來作一個特別的告別儀式。

我們就先來作第一幅畫「朋友與祝福」。今天用的是水彩，你可以把最近一段時間，或你成長歷程中，或你在這段時間學習過程中的一些感受、體驗，畫一幅畫，先寫上標題「朋友與祝福」，然後再繪製。時間為 20 分鐘。

下面是我帶領的某一次團體中組織成員繪畫的作品和分享過程。

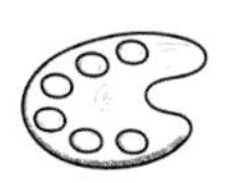

分享過程

分享者 1 的作品：

朋友：
愿你的未来是美好
的！鲜花 彩虹为你而来！

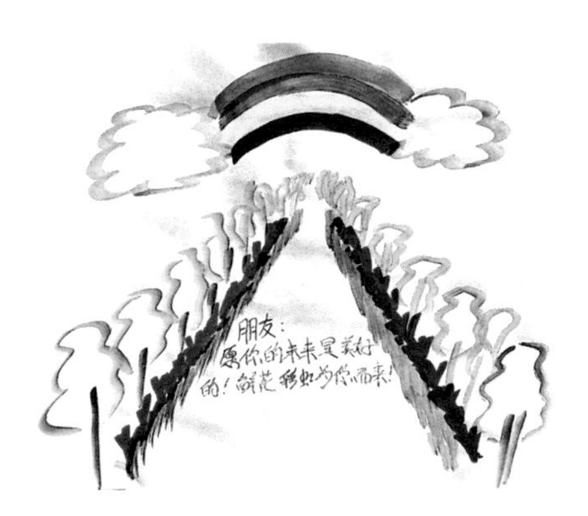

分享者 1：非常感謝韋老師和各位朋友，給我分享的機會。身為一個美術老師，我對繪畫的興趣很濃厚。離別是憂傷的，但祝福是美好的。我覺得這十幾次課程，每次都有收穫，我的這幅畫是送給各位老師和韋老師的。我畫了一些樹和鮮花，還有寬廣而通暢的道路，天空中是彩虹。希望各位朋友的未來是美好的，鮮花、彩虹為你而來。非常感謝各位！

分享者 2 的作品：

朋友与祝福

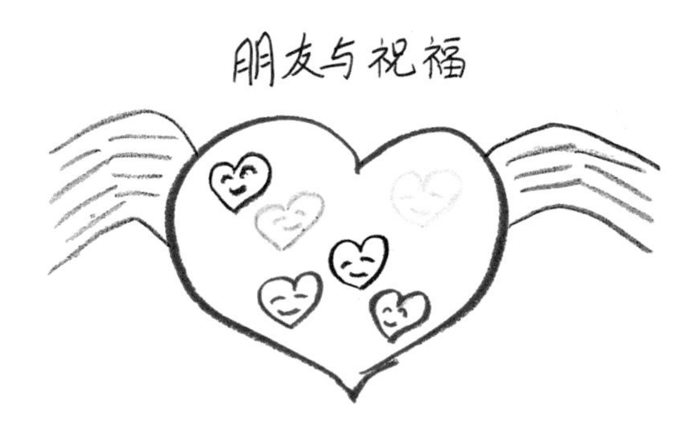

分享者 2：我畫的是一顆大大的心，裡面有許多帶著微笑的小心，在這顆大心的外面，我畫了翅膀，是綠色的。我想說的就是今天韋老師說了一句話，非常打動我。韋老師說：「最好的技術，是自己的心。」讓自己的心安靜下來，有力量，有勇氣，於是我就為自己的心插上了翅膀，讓自

己的這顆心自由地前行。像韋老師說的，用自己的這顆心做無形的技術，我覺得是我最大的收穫，最大的受益者是我自己。我覺得在心理學的道路上，我已經有十年的工作經驗，在愛的道路上，我先成為最好的自己，再把愛傳遞給更多的朋友，包括我的家人，我的每一位來訪者。我還想說的就是我愛我身邊的每一個人，包括我的家人，我的每一位來訪者。也感謝生命中遇見的每一個人！這十幾堂課，我一堂都沒有落下，我覺得真的豐盈了自己，也拓展了自己。我們彼此溫暖著，我愛大家，也衷心地祝福每一位朋友幸福，快樂。

分享者3的作品：

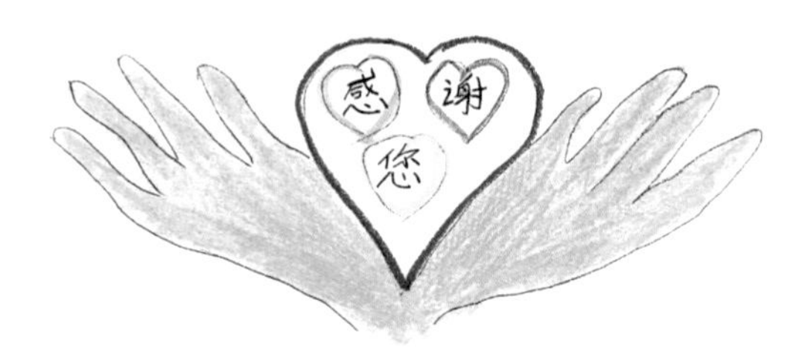

分享者3：帶著即將結束的時刻，我非常捨不得韋老師以及每一個和我一起上課的同學們。當被告知畫一幅「朋友與祝福」的畫時，我心裡有很多的祝福和話想跟各位說。我畫了一顆心，裡面寫了3個字，周圍用花色表示發光，也代表我感恩的心，祝福韋老師，每一個老師和每一位同學。

韋老師評論：我們是體驗的動物，當我們的身體、心靈、思想、情感與我們當下的時間一致的時候，實際上我們的體驗是最強烈的，也是最完整的，這種體驗就能重新改寫認知和我們接下來的行為，所以存在主義治療主要講此時此地和當下，也就是我們與自己同行，這是一種立體性的認知，而不只是單一的、理性的認知，所以這種學習是非常重要的。為什麼過去我們學了很多，但卻不能夠知行合一？今天我們回想一下王陽明先生的心學，就是行動和體驗是一致的。

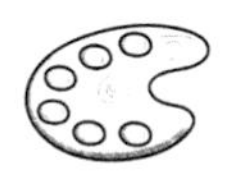

人本主義的「會心」也是在當下的關係中，人與人之間的情感。心在同步的時候，達到了一種互動，這種狀態就叫「會心」。我站在你面前，你站在我面前；我看著你的眼睛，你也看著我的眼睛；我彷彿從你的眼睛裡看到我的影子，你也可以從我的眼睛裡感受到你的心，這種會心的狀態最能滋養我們的心靈。

接下來繼續：第二幅畫 —— 任意想說的話。對自己、對別人、自己的心情，把想說的話都畫下來。

分享者 1 的作品：

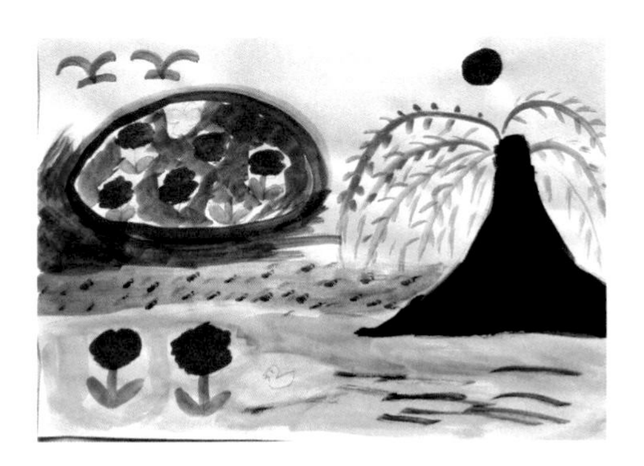

分享者 1：我畫的是一幅風景圖，遠方的天空是一顆心，代表太陽，學習這麼久以來，越來越發現真正的自己，無論周圍的環境如何，身邊的現實狀況如何，當迷茫的時候，最重要的就是知道自己的心在哪裡，心的方向就是前行的方向，這是我的分享，也很感謝有這樣的機會，謝謝！

分享者 2 的作品：

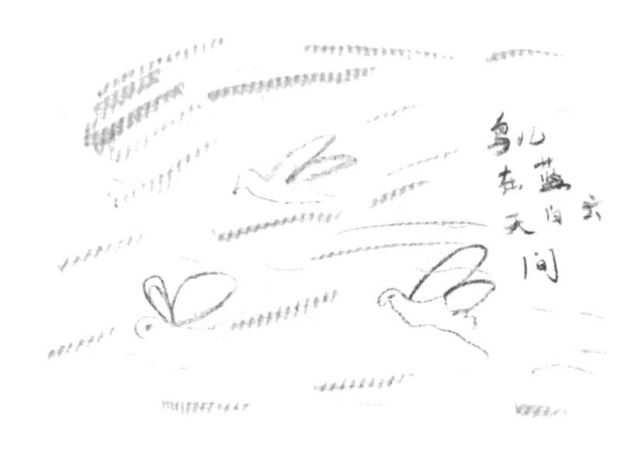

分享者2：參加了此次課程以後，我心裡很舒暢，原本一些鬱悶的東西，好像慢慢融化了，非常激動。我畫的這幅畫，是小鳥在藍天白雲中飛翔，我想以後把心胸放開，該放下的東西一定要放下，心中無雜念，就像群燕一樣，可以慢慢地長大，慢慢地飛翔。

分享者3的作品：

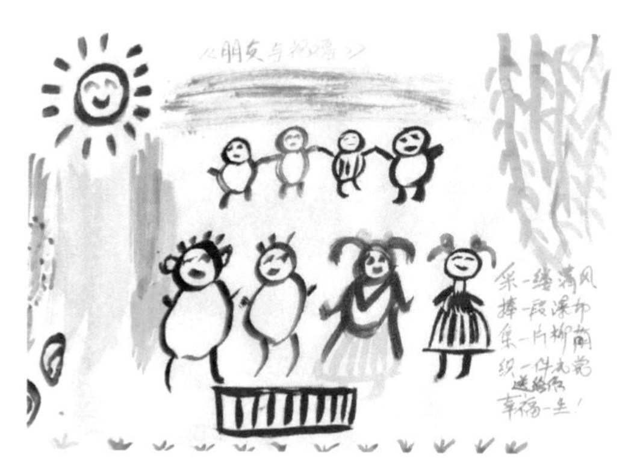

分享者3：我作的這幅畫，綠色草坪彷彿讓我們都看到了希望。我又畫了6個小人，代表我們來自五湖四海的朋友們，相聚在一起學習。我又畫了個太陽，感覺大家此時是收穫滿滿的，還有花朵，我們滿載而歸。藍色代表我們即將要敞開的一個很大的人生舞臺，也代表我的心情。作完這幅畫之後，發現這6個小人好像是要分開、分別，但又好像大家要再一次相聚的意思。在我們500人的大家庭中，好像和我們的生活狀態很相似。

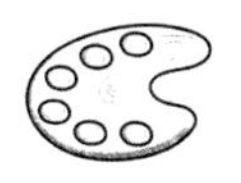

我每一次課程都有參與，但每一次都在觀望，只有在最後一次的時候才突然報名要分享。這跟我平常生活中的狀態也很相像，這也是我在這個繪畫中覺得收穫最大的一點，接下來我可能還要完成這項功課吧！

韋老師分享：為什麼在最後我會放這個環節呢？用意有二，一是大家在學習一系列繪畫心理治療技術之後，有了表達，有了分享，有了釋放，有了沉澱，我們在這裡再把境界提升，讓大家的感悟更深，以鞏固學習的效果。再者就是幫助大家處理一些分離焦慮。在團體活動或工作坊中，越是到快結束的時候，有些學員越會出現分離焦慮。一個團體，成員之間越緊密，彼此的分享越多，同理心越多，團體效果越好，就越容易出現分離焦慮。我帶的團體中，就常常在最後的課程裡出現分離焦慮，因為都很認真，大家的關係建立得很好，於是在臨近結束時，各式各樣的分離焦慮就出現了。這時其實是一次成長的機會，因為分離焦慮跟嬰兒時期形成的依戀模式相關，處理好這種分離焦慮，就有可能修復已經成型的依戀模式，能與他人建立更長久和更安全的親密關係，這又是一次成長。

本書，我以〈朋友與祝福〉作為結尾，感謝大家一路的陪伴，也感謝書中所有朋友的表達與分享，你們成長了自己，也成就了我，讓我們繼續心與心相隨，情與情相伴，祝福大家。

畫心，繪畫心理治療技術教學案例實錄：

九分割繪畫法 × 風景構成法 × 拼貼畫象徵隱喻 × 此時此地技術……透過創作表達意識，用藝術重建自我

作　　者：韋志中，余曉潔
責任編輯：高惠娟
發 行 人：黃振庭
出 版 者：崧燁文化事業有限公司
發 行 者：崧燁文化事業有限公司
E-mail：sonbookservice@gmail.com
粉 絲 頁：https://www.facebook.com/sonbookss/
網　　址：https://sonbook.net/
地　　址：台北市中正區重慶南路一段61號8樓
8F., No.61, Sec. 1, Chongqing S. Rd., Zhongzheng Dist., Taipei City 100, Taiwan
電　　話：(02)2370-3310
傳　　真：(02)2388-1990
印　　刷：京峯數位服務有限公司
律師顧問：廣華律師事務所 張珮琦律師

定　　價：550元
發行日期：2024年08月第一版
◎本書以POD印製
Design Assets from Freepik.com

國家圖書館出版品預行編目資料

畫心，繪畫心理治療技術教學案例實錄：九分割繪畫法 × 風景構成法 × 拼貼畫象徵隱喻 × 此時此地技術……透過創作表達意識，用藝術重建自我 / 韋志中，余曉潔 著. -- 第一版. -- 臺北市：崧燁文化事業有限公司, 2024.08
面；　公分
POD版
ISBN 978-626-394-597-5(平裝)
1.CST: 藝術治療 2.CST: 心理治療法
418.986113010901

電子書購買

爽讀 APP

臉書

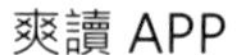